Egon Garstick / Raffael Guggenheim

Die Schreibaby-Sprechstunde

Eltern und ihre Kinder pädiatrisch-psychologisch begleiten

Mit einem Vorwort von Oskar Jenni

Klett-Cotta

Die digitalen Zusatzmaterialen haben wir zum Download auf www.klett-cotta.de bereitgestellt. Geben Sie im Suchfeld auf unserer Homepage den folgenden Such-Code ein: OM**98094**

Klett-Cotta
www.klett-cotta.de
J. G. Cotta'sche Buchhandlung Nachfolger GmbH
Rotebühlstr. 77, 70178 Stuttgart
info@klett-cotta.de

Klett-Cotta
www.klett-cotta.de

Cover: Bettina Herrmann, Stuttgart
unter Verwendung einer Abbildung von VRD / Adobe Stock
Zeichnungen: Dr. Kerstin Walter
Gesetzt von Eberl & Koesel Studio, Kempten
Gedruckt und gebunden von Friedrich Pustet GmbH & Co. KG, Regensburg
ISBN 978-3-608-98094-3
E-Book ISBN 978-3-608-12216-9
PDF-E-Book ISBN 978-3-608-20634-0

FSC
www.fsc.org
MIX
Papier | Fördert gute Waldnutzung
FSC® C014889

Bibliografische Information der Deutschen Nationalbibliothek
Die Deutsche Nationalbibliothek verzeichnet diese Publikation in der Deutschen Nationalbibliografie; detaillierte bibliografische Daten sind im Internet über http://dnb.d-nb.de abrufbar.

Vorwort

Mit diesem Buch legen Egon Garstick und Raffael Guggenheim ein Werk vor, das für die praktische Arbeit von Fachpersonen im Bereich der Frühen Kindheit sehr hilfreich ist. Die beiden Autoren widmen sich einem Thema, das in seiner Tragweite für betroffene Eltern oft unterschätzt wird, obwohl es viele Väter und Mütter an die Grenzen ihrer physischen und psychischen Belastbarkeit bringt: das Schreien von Säuglingen. Sie haben im Rahmen der Schreibaby-Sprechstunde am Zürcher Stadtspital Triemli ein Konzept entwickelt, das Eltern und Fachpersonen gleichermaßen unterstützt und eine wertvolle Orientierung bietet.

Säuglinge schreien – mal mehr, mal weniger. Schreien ist ihre erste Sprache, mit der sie ihre Bedürfnisse und Empfindungen kommunizieren. Doch was tun, wenn das Schreien exzessiv wird und sich Eltern ratlos fragen, wie sie ihrem Kind helfen können? Häufig wird die Herausforderung eines Schreibabys von Eltern, aber auch von Fachpersonen als isoliertes Problem betrachtet – ein medizinischer Befund hier, ein erzieherischer Rat dort. Das Buch zeigt jedoch, wie untrennbar die körperlichen, psychischen und sozialen Aspekte bei Kindern mit Regulationsstörungen verwoben sind. Mehr noch: Es ist ein Plädoyer für eine ganzheitliche Betrachtungsweise, die nicht ausschließlich auf die Symptome fokussiert, sondern ebenso die zugrundeliegenden Ursachen erforscht und diese in den Kontext der gesamten Familiendynamik stellt.

Egon Garstick und Raffael Guggenheim greifen dabei auf bewährte Konzepte zurück – wie auf das »Holding« von Kinderarzt Donald Winnicott, die »Feinfühligkeit« der Entwicklungspsychologin Mary Ainsworth und die »Resonanz« des Soziologen Hartmut Rosa – und erweitern diese mit eigenen Ansätzen. Besonders hervorzuheben ist, wie detailliert die beiden Autoren auf die Dynamiken zwischen Eltern und Kind eingehen und dabei praxisorientierte und alltagsnahe Lösungen aufzeigen. Von konkreten Tipps für die Untersuchung des Säuglings bis hin zu Leitfäden für die Anamnese und die Beratung – dieses Buch ist ein wertvolles Werkzeug für Fachpersonen wie Kinderärztinnen und -ärzte, Psychotherapeutinnen und -therapeuten im Frühbereich, Hebammen sowie Mütter- und Väterberaterinnen.

Das Buch knüpft an die frühen Arbeiten des amerikanischen Kinderarztes T. Berry Brazelton und des Genfer Kinder- und Jugendpsychiaters Bertrand Cramer an. Dabei zeigen Egon Garstick und Raffael Guggenheim in ihrem Buch, wie wichtig die transdisziplinäre Zusammenarbeit zwischen Pädiatrie und Psychotherapie in der Frühen Kindheit ist, um eine bestmögliche Passung zwischen den Eigenheiten und Bedürfnissen des Kindes und den Erwartungen und Ressourcen der Familien herzustellen. Die Autoren bezeichnen ihren Ansatz als »kreatives Oszillieren«: ein ständiges Pendeln zwischen pädiatrischen und psychotherapeutischen Aspekten, um die Bedürfnisse des Kindes und seiner Familie besser nachzuvollziehen und zu unterstützen. Garstick und Guggenheim betonen, wie zentral es dabei ist, die Perspektiven der jeweils anderen Disziplin nicht nur zu verstehen, sondern auch aktiv in die eigene Arbeit zu integrieren. Diese Haltung des Voneinander-Lernens und der gemeinsamen Reflexion macht das Buch zu einem Vorbild für gelingende interdisziplinäre Zusammenarbeit.

Dieses Werk greift auch aktuelle gesellschaftliche Themen auf – insbesondere die Rolle der Eltern in der Kinderbetreuung und die damit verbundenen Herausforderungen der familienergänzenden Betreuung. Die beiden Autoren unterstreichen die hohe Bedeutsamkeit einer sicheren Bindung für die langfristige Gesundheit und Entwicklung eines Kindes. Sie weisen darauf hin, dass die ersten Lebensjahre eine einzigartige Phase darstellen, in der Urvertrauen und Bindungssicherheit aufgebaut werden. Diese wichtige Botschaft sollte uns als Gesellschaft wachrütteln und dazu anregen, den Bedürfnissen von Familien mehr Aufmerksamkeit zu schenken.

Ich wünsche diesem Buch eine weite Verbreitung und danke Egon Garstick und Raffael Guggenheim für ihren gelungenen Beitrag zu einem so zentralen Thema der Kindheit. Es ist ein Buch, das die Praxis bereichert, das Verständnis für die Bedürfnisse von Babys und Eltern vertieft und uns daran erinnert, wie entscheidend die ersten Lebensjahre für ein gesundes Aufwachsen sind.

Oskar Jenni, im Januar 2025

Inhalt

1 Einführung und Entstehungsgeschichte ... 11
1.1 Unsere Vorerfahrungen und Motivationen ... 12

2 Grundlagen für die Eltern-Kind-Arbeit ... 16
2.1 Heranreifung unseres Konzepts oder »Unser Reifungsprozess« ... 16
2.1.1 Therapeutisches Holding – Winnicott statt Wessel-Kriterien (Winnicott) ... 17
2.1.2 Intuitive Kompetenz, Feinfühligkeit und innere Haltung (Ainsworth, Cierpka, Brisch) ... 19
2.1.3 Mutter und Vater als Leihcontainer (Bion) ... 20
2.1.4 Intersubjektivität und das Bedürfnis nach Resonanz (Stern, Trevarthen, Rosa) ... 23
2.1.5 Das Spielbedürfnis als Resonanzerfahrung (Papoušek) ... 25
2.1.6 Bumerang und Gespenster im Kinderzimmer (Garstick, Fraiberg) ... 28
2.1.7 Therapeutischer Leihcontainer für Eltern als Basis für Triangulierung (Bion, Abelin, Grieser, Garstick) ... 31
2.1.8 Das imaginäre und das reale Kind – Der große Bruch! (Soulé, Garstick) ... 33
2.1.9 Zusammenfassung und therapeutische Bedeutung ... 35
2.2. Entwicklungspädiatrische Reflexion und somatische Ursachen für frühkindliches Schreien und Regulationsstörung ... 36
2.2.1 Das physiologisch unreife Nervensystem ... 37
2.2.2 Die neuronale Überreizung ... 38
2.2.3 Gastroösophagealer Reflux ... 40
2.2.4 »Dreimonatskoliken« und Milchunverträglichkeit ... 42
2.2.5 Geburtsverletzung als Ursache für vermehrtes Schreien: Claviculafraktur/Schädelhämatome und andere Frakturen ... 43
2.2.6 Neuromuskuläre Gründe ... 44
2.2.7 Schluckassoziierte Schmerzen ... 45
2.2.8 Chirurgische Gründe: Hernien, Invaginationen und Hair-Torniquet-Syndrom ... 46
2.2.9 Kardiologische Gründe ... 47

2.2.10 Hypersensibilisierte Kinder ... 47
2.2.11 Schütteltrauma ... 48
2.3 Konzeptuelle Grundlagen zur Regulationsstörung ... 49
2.3.1 Ernährung und Verhalten – »Am I a good animal?« ... 49
2.3.2 Bedeutung des unstillbaren Schreiens für Bezugspersonen ... 51
2.3.3 Fehlende Übergänge und der Begriff des »digitalen« Kindes ... 53

3 Die Sensibilität der Eltern – Der Weg vom Paar zur Familie ... 55
3.1 Das Elternwerden als Herausforderung für die Paarbeziehung ... 55
3.2 Entfremdung und Vereinsamung schon in der Schwangerschaft ... 56

4 Die therapeutische Anamneseerhebung ... 59
4.1 Der Begriff transdisziplinäre Arbeit ... 59
4.2 Gemeinsame Anamneseerhebung durch Arzt und Psychotherapeut – Einblick in die Praxis des transdisziplinären Settings ... 60
4.3 Kreatives Oszillieren – Die Umsetzung des Anspruchs auf transdisziplinäre Zusammenarbeit ... 60
4.4 Von der empathischen Wahrnehmung zum therapeutischen Holding ... 63
4.5 Auswahl bedeutsamer Themen ... 66
4.5.1 Paargeschichte und Kinderwunsch ... 66
4.5.2. Soziale Situation mit Fokus Migrationshintergrund ... 67
4.5.3. Verunsicherung und Stress in der Schwangerschaft ... 68
4.5.4 Gesundheitsprobleme der Eltern als Belastungsfaktor ... 69
4.5.5 Geburtsverlauf, postpartale Adaptation und Entwicklung der mütterlichen Identität ... 72

5 Die Arbeit des Psychotherapeuten ... 75
5.1 Ein Kompass für den Aufbau von sicherer Bindung ... 75
5.4 Migration und Einsamkeit als Gefahr für die Elternschaft ... 85
5.5 Die versteckte, verdrängte Depression der Eltern ... 86

6 Die pädiatrisch-therapeutische Untersuchung und der Maßnahmenplan ... 89
6.1 Die pädiatrisch-therapeutische Untersuchung ... 89
6.2 Die Zusammenfassung der Befunde ... 97
6.3 Konkrete medizinische Behandlungspläne ... 98

7 Behandlungsplan bei Einschlaf- und Durchschlafstörungen 103
7.1 Die Haltung der Eltern 105
7.2 Selbstregulationskompetenz 106
7.3 Das 24-Stunden-Protokoll 107
7.4 Schlafregeln und Gestaltung des »Sicheren Orts« 109
7.5 »Tag rettet die Nacht«-Regel 111
7.6 Regulation durch »Restaurantzeiten« 112
7.7 Entlastungsmöglichkeiten und Rettung des elterlichen Schlafes 113
7.8 Vorgehen bei Energielosigkeit, außerordentlicher psychischer Belastung und Indikation von Kinderschutzmaßnahmen 115

8 Die Grenzen der Kleinfamilie – Ist eine sichere Bindung in der Kleinfamilie möglich? 117
8.1 Fürsorgliches Verhalten der Eltern – Identifizierung mit Vorbildern 118
8.2 Narzissmus, Selbsterleben und Selbstwertgefühl 119
8.2.1 Selbstwertgefühl und Selbstsicherheit 119
8.2.2 Der Wunsch nach Vollkommenheit 120
8.2.3 Verlorene Ideale oder Ersatz für Verluste 120
8.3 Der Weg vom Paar zur Familie 121
8.4 Selbstoptimierung 122
8.5 Verunsicherte Eltern in der individualisierten Gesellschaft 122
8.6 Verlorene Heimat und die Suche nach dem sicheren Ort 124

9 Grundwerte und »Philosophie« unseres Zürcher Modells 126
9.1 Gesellschaftskritische Überlegungen zu den Grundwerten unserer Schreibaby-Sprechstunde 126
9.2 Stress durch Beschleunigung und narzisstische Gier 128
9.3 Bindungsbeziehung – Krippenbetreuung – Schreien gegen den Stress 129
9.4 Leistungsgesellschaft – Die Anforderungen der modernen Gesellschaft als Angriff auf gesunde Bindungsbeziehungen 130
9.5 Kritische Bestandsaufnahme der Familienergänzenden Kinderbetreuung 136
9.6 Abschlussgedanken und Zusammenfassung 139

10 Ausblick – Was in Not geratene Babys und Eltern im Spital brauchen .. 141

Anhang 143

1 Beratungsstellen für Einschlafprobleme und den Umgang mit sog. »Schreibabys« 143

2 Das 24-Stundenprotokoll 145

3 Begriffe aus der Sprechstunde 147

4 Leitfaden für das Anamnesegespräch von Eltern eines Kindes mit »Frühkindlicher Regulationsstörung« 157

5 Leitfaden für die Untersuchung und Therapie von Familien eines Kindes mit »Frühkindlicher Regulationsstörung« 162

Literatur 167

Die Autoren 171

KAPITEL 1

Einführung und Entstehungsgeschichte

»The Earliest Relationship – Parents, Infants and the Drama of Early Attachment«, so lautet der Originaltitel eines wunderbaren Buches, gemeinsam geschrieben vom nordamerikanischen Kinderarzt Thomas Berry Brazelton und dem Kinder- und Jugendpsychiater Bertrand Cramer aus Genf.[1] Im Jahre 1991 gab Klett-Cotta eine deutsche Übersetzung dieses Werkes unter dem Titel **»Die frühe Bindung«** heraus. Der knappe deutsche Titel wird der differenzierten Aussage im längeren amerikanischen Titel nicht gerecht. Warum? Die beiden Autoren beschreiben sehr genau, wie ein Baby mit seinen angeborenen Reflexen durch entwicklungsfördernde Interaktionen zwischen ihm und seiner menschlichen Umwelt erste frühe Regulationskompetenz erleben kann oder auch nicht. Da passt der Titel »The Drama of Early Attachment« viel besser, weil mit ihm angedeutet wird, dass es tatsächlich dramatisch verlaufende Missverständnisse zwischen Neugeborenen und ihren Eltern geben kann, die in der Folge dann den Aufbau einer sicheren Bindungsbeziehung gefährden.

Der vor dreißig Jahren geleistete gemeinsame Blick vom Kinderarzt Brazelton und dem Psychotherapeuten Cramer auf die Komplexität der frühkindlichen Entwicklung und ihre möglichen Störungen bietet uns auch heute noch ein Grundlagenwissen. Vielleicht klingt es etwas anmaßend, wenn wir schreiben, dass wir das *Erbe* der zwei großen Wissenschaftler angetreten haben.

In der Kinderklinik des Zürcher Stadtspitals Triemli unter dem damaligen Chefarzt Dr. Ueli Bühlmann konnten wir nämlich den interdisziplinären Diskurs der bei-

---

1 **Thomas Berry Brazelton** war ein amerikanischer Pädiater. Er war ein Pionier auf dem Gebiet der Erforschung des Verhaltens Neugeborener und hat viele Bücher über kindliche Entwicklung und Erziehung im Elternhaus veröffentlicht. 1973 entwickelte Brazelton, gemeinsam mit einem Team von Kollegen die *Neonatal Behavioral Assessment Scale* (NBAS), ein Messinstrument zur neurologischen Beurteilung Neugeborener (1984 überarbeitet). Die Skala erlaubte es Neonatologen und Kinderärzten, Hinweise auf mögliche spätere Entwicklungsprobleme bereits in den ersten Lebenstagen eines Kindes zu erkennen.
Bertrand Cramer ist emeritierter Professor für Kinder- und Jugendpsychiatrie an der Universität Genf, Psychoanalytiker IPA, und Mitglied der Schweizerischen Gesellschaft für Psychoanalyse.

den o.g. Autoren als Basis für eine *transdisziplinäre* Zusammenarbeit nutzen. Wir haben voneinander gelernt und unser jeweiliges Fachwissen durch das Wissen des Anderen erweitert und ein gemeinsames Vorgehen in der Arbeit mit den Familien entwickeln können.

Wie haben wir dieses Buch gemeinsam geschrieben?

Grundsätzlich haben wir alle Kapitel intensiv miteinander bearbeitet und uns gegenseitig in der finalen Erstellung unterstützt. Kapitel mit spezifisch pädiatrischen Themen, wie z.B. 6.1. Die pädiatrisch-therapeutische Untersuchung, sind von Raffael Guggenheim hauptverantwortlich erstellt worden und Kapitel wie z.B. 5 *Die Arbeit des Psychotherapeuten* von Egon Garstick.

An manchen Stellen im Text verwenden wir die Ich-Form, weil spezifische Erfahrungen mit Patienten, die einer von uns machen durfte, authentisch beschrieben werden sollen. Damit die Leser sich orientieren können, setzen wir am Anfang eines Kapitels bei der Verwendung der Ichform unsere Initialien *RG* und *EG* ein.

1.1 Unsere Vorerfahrungen und Motivationen

Schon als psychoanalytisch ausgebildeter Sozialpädagoge konnte ich – *Egon Garstick* – Erfahrungen in der sog. angewandten psychoanalytischen Arbeit mit Kindern und ihren Familien in verschiedenen Settings sammeln. Deshalb fiel und fällt es mir wohl leichter, als manch anderen psychotherapeutischen Kolleginnen und Kollegen, mich auf eine therapeutische Arbeit einzulassen, die vom üblichen Setting in einer psychoanalytischen Praxis abweicht.

Sehr wohl bieten mir die differenzierten entwicklungstheoretischen Modelle der Psychoanalyse über die menschliche Entwicklung eine hervorragende Basis für das Verstehen-Können von gelingender und misslingender bio-psycho-sozialer Entwicklung.

Aber für die flexible therapeutische Arbeit mit Babys, Kleinkindern und ihren Eltern greife ich auf das Erlernte in meiner körperpsychotherapeutischen Weiterbildung, einer psychoanalytisch-systemische Fortbildung und in vielen beziehungsanalytisch orientierten Supervisionen zurück. Last but not least nenne ich die vielen Seminare bei meinem Freund und Kollegen Karl Heinz Brisch im Rahmen seiner bindungsorientierten Psychotherapiefortbildungen, die mir immer wieder sehr geholfen haben, einen kreativen Umgang mit dramatisch gefährdeten Bindungsbeziehungen bei den angetroffenen Schreibabys und ihren Eltern zu entwickeln.

Das oben erwähnte Buch von Brazelton und Cramer war für mich (E.G.) Ende der neunziger Jahre, als ich mich auf die therapeutische Arbeit mit Eltern und Babys zu fokussieren begann, eine wesentliche Orientierungshilfe beim Aufbau von verschiedenen therapeutischen Angeboten für Eltern mit ihren Babys und Kleinkindern. Psychoanalytiker, die mit Eltern und Babys arbeiten wollen, müssen sich in der Zusammenarbeit mit Entwicklungspädiatern, Hebammen und Pflegefachkräften ein genaues Wissen über das noch unreife psychophysiologische System des Säuglings aneignen, wenn sie Eltern helfen wollen, in entwicklungsfördernde Interaktionen mit ihrem Kind zu kommen. Hierzu passt die These von Brazelton und Cramer: »Im Augenblick der Geburt treffen die sensorischen und motorischen Anlagen des Neugeborenen und die intensiven Phantasien der Eltern aufeinander. Beide müssen nun in Übereinstimmung gebracht werden« (Brazelton & Cramer, 1991, S. 107).

Bevor ich als Psychotherapeut mit den Eltern über mögliche Projektionen auf das Kind nachdenke, ihre eventuellen Konflikte bearbeiten will, die sie mit der neuen Lebensphase haben, brauche ich den Austausch mit dem Entwicklungspädiater. Er kann den Eltern und mir die Entwicklungsbedürfnisse des psychophysiologischen Systems erklären und dafür sorgen, dass wir sie mit den Eltern gemeinsam erkennen und versuchen, ihnen gerecht zu werden. Der Kinderarzt Brazelton und der Psychoanalytiker Cramer können mit ihrer interdisziplinären Beschreibung der Herausforderungen, die Eltern und ihre Babys erleben, dazu motivieren, sich auf die Umsetzung und Anwendung solch eines ganzheitlichen Wissens über bio-psycho-soziale Entwicklung einzulassen. Raffael Guggenheim und ich nennen unsere Umsetzung dieses Wissens eine *transdisziplinäre Arbeit*. Darunter verstehen wir, dass wir uns gegenseitig in unserer Arbeit beeinflussen lassen, voneinander lernen und den Eltern auch die Sichtweise des Kollegen erklären können, wenn er manchmal nicht dabei sein kann, aber die Familie notfallmäßig von einem von uns *aufgefangen* werden muss. Unser *Zürcher Modell* dürfen wir als die Fortsetzung und Erweiterung der Arbeit von Brazelton und Cramer bezeichnen, weil wir konkret das wertvolle Wissen der beiden Autoren in gemeinsame, praktische Arbeit umsetzen.

In meiner Weiterbildung zum Kinderarzt hatte ich – *Raffael Guggenheim* – das große Glück, drei begnadete Lehrmeister gehabt zu haben: Remo Largo, Sepp Holtz und Ueli Bühlmann. Remo Largo ist wohl weit über den deutschsprachigen Raum hinaus einer der bekanntesten Exponenten der Entwicklungspädiatrie und allgemein bekannt durch seine populären Bücher über die kindliche Entwicklung, z. B. »Babyjahre« (Erstveröffentlichung 1993). Im Rahmen meiner Assistenzarztjahre konnte ich am Kinderspital Zürich in unzähligen Fortbildungen von seinem großen Wissen und seiner Erfahrung lernen. Von Sepp Holtz lernte ich die Umsetzung des entwicklungspädiatrischen Wissens in der täglichen Arbeit des Kinderarztes. Er arbeitete in der Abteilung für Entwicklungspädiatrie am Spital und in der eigenen Praxis. Ich durfte im Rahmen seines damaligen Pilotprojekts der pädiatrischen Praxisassistenz über ½ Jahr mit ihm in der Praxis zusammenarbeiten. Während ich von Remo Largo vieles über die die Bedeutung der Variabilität in der Entwicklung von Säuglingen und Kindern erfahren durfte, lernte ich von Sepp Holtz sensibel auf entwicklungsbezogene Themen einzugehen und diese mit den Familien stets mit etwas Humor und der kinderärztlichen »Magie«[2] zu bearbeiten. In diesen Jahren war ich auch im regen Austausch mit meinem Onkel, dem Psychologen Prof. Reuven Feuerstein aus Israel, einem Schüler des Genfer Psychologen Jean Piaget, welcher stets dafür einstand, dass auch schwierige Kinder ein großes Potential haben, die Familien aber erst einmal unterstützt und die Kinder richtig gefördert werden müssen. So setzte ich mich immer mehr mit der Welt der Psychologie und Psychotherapie auseinander. Es war schließlich mein großes Glück mit Ueli Bühlmann, einen engagierten psychosomatisch orientierten Chefarzt gehabt zu haben, welcher selbst sein Leben lang in disziplinübergreifender Arbeit engagiert war. So ermöglichte er uns, das gewachsene Interesse an der Behandlung von Familien mit Schreibabys zusammen mit Egon Garstick, welcher damals bereits in der Adoleszentenmedizin engagiert war, zu einem Interventionskonzept für Schreibabys und ihre Familien (TIKSS) aufzubauen. Aus diesem ist die nun bestehende und hier beschriebene Sprechstunde für Regulationsstörungen entstanden.

Bereits im Vorfeld unserer Zusammenarbeit hat sich eine Gruppe von engagierten Pflegefachfrauen in der Kinderklinik des Zürcher Stadtspitals für die Entlastung von erschöpften Eltern eingesetzt. Das Drama der ungewollten Gewalt gegen Babys auf Grund totaler nervlicher Überforderung von Eltern war in der Schweizerischen Öffentlichkeit und in den Medien seit 2000 immer mehr ein Thema geworden und hatte flexible Auffangangebote in den Kinderkliniken entstehen lassen.

Mittlerweile können sich Familien in vielen Mütter- und Väterberatungsstellen und auch in spezifischen Schlafberatungsstellen gute Orientierungshilfen holen, was generell zu einer Abnahme von schweren Verläufen z. B. durch Schütteltrauma geführt hat. Allerdings legen wir bei der Empfehlung und Vermittlung großen Wert

2 Diese Magie ist auch heute noch stets bei uns in der Sprechstunde vorhanden, wenn die Babys magischerweise während unserer Gespräche und Behandlung ruhig bleiben; wir sprechen dann von der »Zauberluft« im Stadtspital.

darauf, dass diese Fachkräfte eine bindungsorientierte Schlafberatung und kein dressurartiges Schlaftraining anbieten.

Mit Zufriedenheit stellen wir fest, dass sich doch eine große Anzahl von Hilfen für Eltern mit Babys heute auch in der Schweiz in einer breiten Beratungslandschaft finden lässt. (Siehe hierzu den Anhang).

Warum dann noch unsere Arbeit und dieses Buch darüber? Ermutigt dazu wurden und werden wir durch viele im Frühbereich arbeitende Fachkräfte und, last but not least, durch viele Eltern, die unsere ungewöhnliche, transparente, transdisziplinäre Arbeit mit ihnen und ihren Kindern erfahren haben. Sie haben einen Kinderarzt und einen Psychotherapeuten erlebt, die sich gemeinsam und transparent vor ihren Augen und Ohren für sie und ihre Babys engagieren.

Es gelang uns im weiteren Verlauf, ein Konzept zu entwickeln, das einerseits Entlastung für völlig erschöpfte Eltern anbot, andererseits auch uns darauf achten ließ, dass es nicht zu einer Gefährdung des Bindungsaufbaues zwischen Eltern und ihrem Baby kam. Wir ließen uns gemeinsam auf *Fortbildungen zum Thema Frühe Beziehungen* im Marie Meierhofer Institut (MMI)[3] bei Anna von Ditfurth ein, fanden eine gemeinsame Sprache und entwickelten ein gemeinsames Verständnis für die Entwicklungsbedürfnisse des Kindes, der Eltern und der ganzen Familie. Brazelton und Cramer sprachen vom »Drama of Early Attachment«. Wir kreierten den Begriff *»Patient Bindung«!* Damit ist gemeint, dass wir unser interdisziplinäres Wissen und eine flexible therapeutische Technik dafür einsetzen, dass Eltern und Babys zueinander finden und eine gesunde bio-psycho-soziale Entwicklung in der frühen Kindheit möglich wird.

Vielen Eltern mit ihren unruhigen Babys in der Schweiz kann aber auch im breit aufgestellten Feld der Mütter- und Väterberatungsstellen, in kinderärztlichen Praxen und durch erfahrene Hebammen geholfen werden. Wir verstehen unsere Sprechstunde als eine erweiterte Beratung, in die die Fachkräfte der primären Anlaufstellen hin überweisen können. In den Präsentationen unseres spezifischen Angebotes weisen wir aber stets darauf hin, was für wertvolle Hilfen gerade im Primären Sektor (also Väter-, Mütterberatung, Hebammen, und Kinderarzt) möglich sind. Andererseits bleibt unsere Sprechstunde ein niederschwelliges Angebot, d. h., Eltern können in ihrer Not von sich aus um einen Termin bitten.

---

3 Das MMI wurde 1957 gegründet und setzt sich als Kompetenzzentrum dafür ein, Eltern und Fachpersonen auf die Bedürfnisse von Kindern zu sensibilisieren. www.mmi.ch

KAPITEL 2

Grundlagen für die Eltern-Kind-Arbeit

2.1 Heranreifung unseres Konzepts oder »Unser Reifungsprozess«

Die Erfahrungen mit dem ambulanten und stationären Schreibabyangebot an der Kinderklinik am Stadtspital Triemli (TIKSS)[4] bilden die Basis dieses Buchs (→Kapitel 1), welches aufzeigen möchte, wie eine transdisziplinäre Zusammenarbeit zwischen Entwicklungspädiatrie und Psychodynamischer Psychotherapie entstehen und gelebt werden kann. Diese Zusammenarbeit braucht in erster Linie das gegenseitige Zuhören und Eingehen auf die unterschiedlichen Bedürfnisse von Eltern, Kind und Fachpersonen. Die Orientierung erfolgt durch die Einbindung bereits bewährter Konzepte, auf deren Grundlage das therapeutische Vorgehen basiert. In diesem Kapitel werden wir die Konzepte vorstellen, auf denen unsere praktische Arbeit aufbaut. Es ist aber nicht unser Ziel, sie vertieft vorzustellen, sondern wir beschränken uns auf die zentralen Ideen und zeigen deren Umsetzung im Rahmen dieses »Zürcher Modells« auf. Für eine vertiefte Auseinandersetzung findet der interessierte Leser die Grundlagenliteratur im Anhang.

Beim Planen des Angebotes für Schreibabys wurde aufgrund der offensichtlichen Not der Eltern insbesondere daran gedacht, wie eine schnelle und wirksame Entlastung für überforderte und völlig überreizte Eltern eingerichtet werden kann. Man war auf die somatischen und formalen Aspekte fokussiert und traute sich zu Recht zu, dass das Baby von einer erfahrenen Pflegefachfrau eine oder mehrere Nächte sogar im deregulierten Zustand gut betreut werden kann, während die überlasteten Eltern sich zu Hause erholen sollten. Nicht berücksichtigt wurden in diesem ersten Konzeptentwurf die Frage, ob diese »Entlastung« die Entwicklung der Eltern-Baby-Beziehung auch negativ beeinflussen kann. Man dachte nicht an mögliche Schuldgefühle der Eltern, die das »Allein Lassen« ihres Babys im Spital entstehen lassen können. Es wurde zu wenig überlegt, wie und wer die Mutter oder die Eltern beglei-

4 Triemli Interventionskonzept für Kinder mit Schreien als Problem, der heutigen Sprechstunde für Regulationsstörungen.

tet, wenn das Baby sie am Folgetag wieder anschreit und dies erneut Scham, aber auch Wutgefühle auslöst. Ja, dass schließlich die gutgemeinte »Entlastung« zu einer noch größeren psychischen »Belastung« werden könnte. Die gemeinsame intensive interdisziplinäre Arbeit ergab dann ein Konzept, in welchem der bio-psycho-soziale Grundgedanke von allen mitgetragen werden konnte. Dabei wurden die somatischen und psychosozialen Themen, mit welchen sich Eltern und Fachleute in der Betreuung von Schreibabys auseinandersetzen, von Anfang an in die Behandlung integriert. Als Grundlage für das Verständnis unseres »Zürcher Modells« ist es daher unumgänglich, für uns essentielle Begriffe und Erkenntnisse der heute anerkannten Eltern-Baby-Therapie-Modelle zu kennen, welche wir als Basis für unsere Sprechstundenarbeit benutzen. Einige davon haben wir erweitert oder auch neu entwickelt. Wir werden in diesem Kapitel nun einige bedeutsame Konzepte und Begriffe anerkannter Spezialisten des Frühbereichs kurz vorstellen:

2.1.1. Therapeutisches Holding – Winnicott statt Wessel-Kriterien – Winnicott
2.1.2. Intuitive Kompetenz, Feinfühligkeit und innere Haltung – Ainsworth, Cierpka, Brisch
2.1.3. Mutter und Vater als Leihcontainer – Bion
2.1.4. Intersubjektivität und das Bedürfnis nach Resonanz – Stern, Trevarthen, Rosa
2.1.5. Spielbedürfnis als Resonanzerfahrung – Papoušek
2.1.6. Bumerang und Gespenster im Kinderzimmer – Garstick, Fraiberg
2.1.7. Therapeutischer Leihcontainer – Bion, Grieser
2.1.8. »Imaginäres Kind« und realer neugeborener Säugling – Der große Bruch – Soulé, Garstick
2.1.9. Zusammenfassung und therapeutische Bedeutung

2.1.1 Therapeutisches Holding – Winnicott statt Wessel-Kriterien (Winnicott)

Sowohl in der pädiatrischen Literatur als auch in der Laienpresse wird häufig zur Definition eines möglichen Schreibabys auf die Wessel-Kriterien verwiesen: Der nordamerikanische Kinderarzt Morris Wessel beschrieb 1954 diese Babys – aufgrund von elterlich geführten Schreiprotokollen – als Säuglinge, welche über einen Zeitraum von drei Wochen, jeweils mindestens an drei Tagen pro Woche mehr als drei Stunden pro Tag unstillbar und ohne erkenntlichen Grund schreien. (Wessel et al., 1954) Auf der Basis dieser formal-statistisch richtigen Feststellung beschrieb er dann die sogenannte »Dreier Regel«: Ein Baby, welches diese nicht erfüllt, ist folglich auch kein Schreibaby. Da hier nur die eigentliche Schreidauer beobachtet und beschrieben wird, führt diese Definition zu einer gefährlichen Vereinfachung: Es wird ganz außer Acht gelassen, was jegliches Schreien mit Eltern, Bezugspersonen und insbesondere dem Baby macht. Dadurch besteht die Gefahr, dass der Leidensdruck der Eltern nicht erkannt oder nicht ernst genommen wird, wenn das Baby nach Auswertung eines Schreiprotokolls die Dreier Regel nicht erfüllt. Die Eltern selbst werden verunsichert und fühlen sich häufig im Stich gelassen, weil ihnen mehr oder weniger klar gesagt wird, dass sie gar kein Schreibaby hätten und sie daher auch keine besondere Hilfe benötigen. Das Schreien sei »im Rahmen der normalen Anpassung« (auch 3-Monats-Koliken genannt) und würde innerhalb weniger Wochen von selbst verschwinden. Somit werden die Eltern als nicht leidend oder »nicht leiden dürfend« angesehen.

Die heutige Kleinkindforschung geht aber stets davon aus, dass jegliches Schreien auch ohne Vorbelastung zu einer Überforderung der Eltern führen kann. Dies im Sinne einer Reizüberflutung der Eltern, vergleichbar mit der bekannten Reizüberflutung des Kinds. Die Belastungsgrenze ist aber für alle Eltern unterschiedlich: Für einige Eltern kann also bereits kurzzeitiges Weinen oder Unzufriedenheit des Kinds eine große Belastung darstellen, während andere sogar längere Schreiphasen ohne Probleme aushalten können.

Der erste wichtige Schritt in einem bio-psycho-sozialen Konzept ist: Die Eltern rausholen aus diesem Gefühl des Alleingelassen-Seins in ihrer chronischen Überreizung.

Sie brauchen die Erfahrung des Gehaltenwerden für das Wiedererlangen der fürsorglichen Elternrolle. Wir nennen es ein »Therapeutisches Holding« in Anlehnung an die von Winnicott beschriebene *Funktion des Gehaltenwerdens* (»Holding«) in der Mutter-Kind Beziehung, die der Säugling für seine Entwicklung braucht. (Winnicott, 1976).

Es ist dieses Momentum des Gehaltenwerdens, des Verstandenseins, des Mitfühlens, welches die Familien länger nicht mehr erleben durften. Unter anderem, weil sie aufgrund falsch verwendeter und/oder verstandener Definitionen, verzerrter Wahrnehmung, schlichter Ignoranz der Situation, oftmals aber auch aus Hilflosigkeit des Helfersystems, in ihrer Not nicht mehr wahrgenommen wurden. Wie ein solches therapeutisches Holding in der Praxis aussieht, werden wir in der Vorstellung des klinischen Vorgehens noch näher beschreiben. Wesentliche Voraussetzungen dafür sind die Feinfühligkeit des Therapeutenteams, damit die verschiedenen Bedürfnisse aller Beteiligter erfasst werden, und die Fähigkeit, auch emotional starke, heftige Gefühle »auszuhalten«.

2.1.2 Intuitive Kompetenz, Feinfühligkeit und innere Haltung (Ainsworth, Cierpka, Brisch)

In der modernen, u.a. von Piaget entwickelten Entwicklungspsychologie wird davon ausgegangen, dass ein gesunder Säugling fähig ist, seine soziale Umwelt wahrzunehmen, auf sie zu reagieren und sog. *lesbare* Signale zu senden. (Piaget & Inhelder, 1993) Dies ganz im Gegensatz zu diversen sehr etablierten Theorien Anfang bis Mitte des letzten Jahrhunderts. Psychisch gesunde Eltern können in der Regel auf intuitive Kompetenzen für den Umgang mit ihren Kindern zurückgreifen, und so kommt es für beide Seiten zu befriedigenden Interaktionen. Zu diesen Kompetenzen gehört die Feinfühligkeit der Eltern, die Gefühle ihres Säuglings wahrzunehmen und adäquat zu beantworten. Dazu schreibt die Entwicklungsforscherin Marisa Benz:

Feinfühligkeit und intuitive Kompetenz

»Intuitive Kompetenz ist die angeborene, universell gültige Verhaltensbereitschaft von Menschen, Bedürfnislagen eines Säuglings zu erkennen und adäquat darauf zu reagieren. Diese intuitiven Kompetenzen versetzen Eltern in die Lage, den individuellen Eigenheiten ihres Kindes gerecht zu werden. Jedoch unterscheiden sich Erwachsene im Ausmaß ihrer Feinfühligkeit. Feinfühligkeit bedeutet, die Signale eines Kindes wahrzunehmen, richtig zu interpretieren und entwicklungs- und situationsangemessen sowie prompt darauf zu reagieren (Ainsworth, 1977). Dies zeigt sich in alltäglichen Interaktionen, beispielweise wenn Eltern, durch Signale ihres Kindes geleitet, ihr Baby beruhigen, wenn es noch nicht in der Lage ist, sich selbst zu beruhigen, oder dessen Bedürfnisse nach Nähe und Rückversicherung feinfühlig erkennen und beantworten. Auf diese Weise kompensieren Eltern, was das Kind noch nicht allein schafft. Das Kind lernt, dass es sich auf die Unterstützung seiner Eltern verlassen kann und was mögliche Antworten auf innere Zustände sein können. Ein hohes Maß an Feinfühligkeit vonseiten der Bezugsperson führt zu emotionaler Sicherheit des Kindes.« (Benz & Scholtes, 2015, S. 4 ff).

Aufgrund dieser Feinfühligkeit können Eltern in der Regel also ihr Baby in einem Reizzustand durch einfühlsame Erklärungen und Handlungen beruhigen. Das Baby erfährt und entwickelt immer mehr die Gewissheit, dass richtig verstanden wird, wonach und warum es schreit. Es ist uns wichtig zu betonen, dass nicht die absolut entscheidende Ursache – die bei essentiellem Schreien häufig nicht offensichtlich ist – für das Schreien erkannt werden muss, sondern dass die Bezugsperson über eine innere Sicherheit verfügen sollte, die darin besteht, dass sie sich sicher ist, ihr Kind beruhigen zu können. Wir nennen es: *Die innere Selbstsicherheit!* (s. a. Metapher des Leuchtturms, erklärt im Anhang).

Sie muss wiedererweckt werden, was in der Regel bei nicht stärker psychisch vorbelasteten Eltern im niederschwelligen Setting möglich ist. Sie ist der grundlegende Baustein zum Wiederaufbau der intuitiven Kompetenzen, wenn diese durch verschiedene Verunsicherungen im Verlauf des Elternwerdens verloren gegangen sind.

Eltern mit innerer Selbstsicherheit greifen auf die o. g., angeborene, intuitive Kompetenz zurück, die sie feinfühlig auf das gestresste Kind eingehen lässt und es beruhigt. Die Anwendung der Feinfühligkeit führt dann zur Regulationskompetenz und lässt eine sichere Bindungsbeziehung wachsen. Dies wird vom Experten für bindungsbasierte Therapie Karl Heinz Brisch wie folgt erklärt:

> »Grundsätzlich ist es wichtig, dass die Eltern zur Kenntnis nehmen, dass der Säugling im ersten Lebensjahr noch kaum in der Lage ist, Stress selber zu regulieren, sondern diese Fähigkeit zur Selbstregulation stressvoller Erfahrungen erst durch das Erleben der Co-Regulation durch feinfühlige Bindungspersonen entwickelt. Da die Bindungsperson in der Regel auch noch über die Art der stressvollen Erfahrung spricht, den Stress mit Worten benennt, also zum Beispiel sagt: »Oh je, bist du so aufgeregt, hast du dich so erschreckt!«, oder: »Meine Güte, bist du so hungrig!«, »Hast du solche Angst, alleine zu sein?«, lernt der Säugling zusätzlich die richtigen Worte für seinen jeweiligen Stress.« (Brisch, 2014, S. 49)

2.1.3 Mutter und Vater als Leihcontainer (Bion)

Agathe Israel, eine psychoanalytische Kinderpsychotherapeutin aus Berlin, verbindet in diesem Zusammenhang Bions Beschreibung der sog. *Container-contained-Beziehung* mit Winnicotts Beschreibung der absoluten Abhängigkeit des Babys vom Gehalten-Werden durch die primäre Bezugsperson. Sie formuliert dies so: »Ein Baby ist, um überleben zu können, völlig auf aufmerksame Erwachsene angewiesen. Diese sorgen für Beruhigung, Sättigung, Wärme- und Reizregulierung, Pflege und psychische Resonanz. Winnicott fasst diese Aufgaben als »holding-function« zusammen und postuliert, dass es keinen Säugling ohne seine Mutter gibt, so wie es keine Mutter ohne Säugling gibt« (Israel, 2007, S. 21).

Mutter und Vater stellen sich, wenn es gut geht, als sog. *Leihcontainer* zur Verfügung. Sie nehmen die in der Mimik und im Weinen sicht- und hörbaren Aufregungen des Babys auf. Sie versuchen die Reize aus dem Körperinneren und diejenigen, die von außen auf das Baby einwirken und es erschüttern können, aufzufangen. Unbekannte und ungewohnte Sensationen wie Darmbewegungen oder verstärktes Aufstoßen, Schmerzen oder Hungerattacken lösen im Säugling Verunsicherung und existentielle Ängste aus. Er kann sich noch nicht allein beruhigen. Seine mögliche »Vernichtungsangst« muss von der Bezugsperson zunächst emotional verstanden und dann gewichtet werden. Eltern dürfen aber nicht wie das Kind von dem emotionalen Stress überwältigt werden.

Im *Leihcontainer* versucht das Baby, die unerträglichen affektiven Zustände, auch Emotionen genannt, loszuwerden. Aber im eigentlichen Container, also im *psychischen und körperlichen* Erleben der Mutter oder des Vaters, braucht es dann die Fähigkeit, die Aufregung in mitfühlende, auch beruhigende Worte zu fassen, die von *passender fürsorglicher Behandlung begleitet* werden. Zum Beispiel kann nach der Fütterung (oder nach dem Stillen) ein unangenehmer innerer Reiz durch die anstrengende Verdauungsarbeit entstehen, den das Baby noch nicht selber ein- oder zuordnen kann. Da braucht es dieses Auffangen der Angst oder des Ärgers und die empathische Antwort durch den Erwachsenen, der zusätzlich nach konkreten Handlungen sucht, wie dem Kind geholfen werden kann, den Reiz besser zu verkraften. Vielleicht durch eine leichte Massage oder durch Lageveränderungen. Hierbei ist aber wichtig, dass Mutter und Vater *angstfrei, selbstbewusst* und auf ruhige Art diese Beruhigung versuchen und nicht – durch die eigene Verunsicherung ausgelöst – in ein hektisches Suchen nach Lösungen verfallen.

Zusammengefasst: Das Baby braucht eine menschliche Umwelt, in dem es das Holding (Winnicott) und die Feinfühligkeit (Ainsworth) erlebt, seine Reaktionen gut gelesen und aufgenommen werden (Cierpka) und Menschen zu Verfügung stehen, die die wichtigen Rollen der Leihcontainer (Bion, Israel) und der Co-Regulatoren (Brisch) übernehmen.

Das Fazit für alle Fachkräfte im Frühbereich lautet: Bevor wir von mangelnder Selbstregulationskompetenz des Säuglings sprechen, müssen wir uns fragen: War und ist ein menschliches Umfeld vorhanden, das dem Säugling hilft, die Entwicklungsaufgaben der frühen Kindheit zu bewältigen? Ein Säugling kann nur gemeinsam mit den Eltern im Sinne einer Co-Regulation die Selbstregulation aufbauen. Diese Co-Regulation vollzieht sich im Alltag beim Beruhigen, Schlafen legen, Füttern, Spielen usw. Voraussetzung für die gemeinsame Regulation ist ein Gelingen der vorsprachlichen (präverbalen) Kommunikation. Die Abhängigkeit der kindlichen Selbstregulationskompetenz von einer guten Co-Regulation in der Umwelt kann gar nicht genug beachtet werden, weil uns immer wieder Eltern begegnen, die in ihrer Frustration unreflektiert dem Baby die *Schuld* für das Scheitern in dieser Entwicklungsaufgabe zuweisen. Auch manche Fachkräfte im Frühbereich denken nicht genug daran, dass ihre gut gemeinte Aufklärung über die »Regulationsstörung des Babys« von den Eltern missverstanden werden können und dann einer beziehungsorientierten Lösung im Wege stehen.

Fallbeispiel Roberto

So erging es mir (E.G.) in der Arbeit mit dem acht Monate alten Roberto und seinen Eltern. Vier Wochen nach der Geburt hatte ich die Familie im Rahmen einer Notfallhospitalisation in unserem Krankenhaus kennengelernt. Beide Eltern konnten sich zu dem damaligen Zeitpunkt wieder selbstsicherer auf die Betreuung ihres Babys einlassen. In unserer ambulanten Nachbetreuung stärkten wir ihre elterliche Kompetenz, ohne uns auf die »kindliche Regulationsstörung« zu fokussieren. Beide Eltern hatten damit erfolgreich begonnen, ein paar belastende Themen aus ihrer Kindheit und Jugend zu bearbeiten, und im Verlauf hatten die Eltern und Roberto häufiger befriedigende Interaktionen miteinander erlebt. Sie wollten sich nun in einem Familienhotel mit kindergerechter Betreuung einige Tage erholen. Aber am zweiten Tag zerplatzte der Traum. Roberto wurde von einer heftigen Mittelohrentzündung geplagt und störte das Abendessen so sehr, dass die Eltern enttäuscht den Speisesaal verließen. Man brach den Urlaub kurzfristig ab und suchte die Notfallstation des nächstgelegenen Spitals auf. Dort stellte dann eine Ärztin die Diagnose »Kindliche Regulationsstörung« und verunsicherte die Eltern in der Frage, ob sie denn bei mir wohl in der richtigen Beratung seien. Die Ärztin in der Notfallstation wollte offensichtlich die Eltern von möglichen, nicht berechtigten Schuldgefühlen befreien, indem sie den Fokus aufs Kind setzte. Sie gab den Eltern den Rat, dass sie eine Spezialistin für die Behandlung von Kindlichen Regulationsstörungen aufsuchen sollten. Ärgerlich und verzweifelt meldete sich der Vater mit dem Vorwurf bei mir, ob wir diese »Kindliche Selbstregulationsstörung« denn nicht gesehen hätten? In der Hektik der Krisenintervention hatte die Ärztin nicht den ganzen Kontext, in dem die Schwierigkeiten mit der elterlichen Co-Regulation entstanden waren, erfassen können. Dank unserer guten Zusammenarbeit mit der empfohlenen Spezialistin konnten die Eltern entsprechend aufgeklärt und dann zur Fortsetzung unserer Therapie motiviert werden. (→ausführlich in Garstick, 2013, S. 81).

Reflexion: Die Eltern waren einerseits sehr dazu bereit, belastende Themen, die sie mit ihren Herkunftsfamilien erlebt hatten, mit mir zu besprechen, aber sie hatten sich wohl doch ein Stück allein gelassen erlebt mit dem immer mal wieder recht heftig reagierenden Baby. Ich hatte offensichtlich mich zu einseitig auf die Bearbeitung der psychischen Schwierigkeiten des Vaters konzentriert, die dieser mit der Übernahme seiner väterlichen Rolle hatte. Unsere pädiatrische und psychotherapeutische Zusammenarbeit war in dieser Phase noch nicht genügend ausgereift, um dem komplexen Geschehen besser gerecht zu werden.

2.1.4 Intersubjektivität und das Bedürfnis nach Resonanz (Stern, Trevarthen, Rosa)

Neben dem primären Bedürfnis des Beruhigt-Werdens, der feinfühligen Unterstützung im Aufbau der Regulationskompetenz, braucht schon der ganz junge Säugling den interaktiven Austausch mit seiner Umwelt für die Entwicklung eines frühen vorsprachlichen Selbstempfindens. (Stern, 1992) Hierzu ein weiterer wichtiger Babyforscher C. Trevarthen, vorgestellt von F. Pedrina.

Companionship

»Colwyn Trevarthen spricht, wenn es um die Vorgänge der primären Intersubjektivität geht, von »companionship« – nicht von Beziehung und schon gar nicht von Bindungsbeziehung. Er betont damit, dass beim Kind von Anfang an ein Streben nach sozialem Austausch, unabhängig vom Bedürfnis nach zugewandter, verlässlicher Fürsorge und nach Schutz, festzustellen ist. (Trevarthen, 2001) Das Kind ist fähig, Kontingenz der kommunikativen Antworten auszuhandeln und strebt nach freudigem Spiel, in dem es sein Durchsetzungsvermögen erproben kann. Früh reagiert es mit negativen Gefühlen, wenn ihm kontingente Antworten vorenthalten werden (wie im »still-face«-Experiment). *Companionship* ist Ausdruck einer allgemeinen Bereitschaft, Beziehungen einzugehen und wird als Basis und komplementär zur später einsetzenden, dyadisch fundierten Entwicklung von Bindungsbeziehungen betrachtet.« (Pedrina, 2020, S. 23)

In einigen Fortbildungsveranstaltungen mit Prof. Brisch sahen wir erschütternde Videos mit den »still-face«-Experimenten, in denen ganz junge Babys verzweifelt versuchen, im leblosen Gesicht ihrer depressiven Mutter diese wiederzuerkennen und diese wiederzubeleben, wie sie nach erfolglosen Versuchen resignieren und selber in ein apathisches Rückzugsverhalten verfallen. Wir wurden von Brisch wachgerüttelt dafür, dass wir nicht wegschauen dürfen, was Babys und Müttern passieren kann, wenn die Mutter allein gelassen wird mit einer schweren postpartalen Depression und sie dann in der Folge das wichtige Bedürfnis des kleinen, heranwachsenden Menschen nach lebendiger Interaktion nicht mehr befriedigen kann.

Resonanz will der kleine Mensch von Beginn seines Lebens an erleben (Rosa, 2020). Präziser ausgedrückt sollten wir das Wort *will* durch *muss* ersetzen. Der Säugling braucht eine menschliche Antwort und Reaktion, um weiter zu leben. Dieses Phänomen wird von Soziologen Hartmut Rosa als Resonanz bezeichnet. Fehlt die Resonanzerfahrung, dann wird das elementare Bedürfnis nach Austausch mit der menschlichen Umwelt nicht befriedigt.

Resonanz

Der Soziologe Hartmut Rosa lehrt an der Friedrich-Schiller-Universität Jena. In seinem Werk fasst er Einsichten der jüngeren neurobiologischen, entwicklungspsychologischen und soziologischen Forschungen zusammen. Für ihn ist dieser gemeinsame Blick der verschiedenen Wissenschaften auf die Abhängigkeit der gesunden Reifung des menschlichen Gehirns wichtig. Rosa kommt zur Einsicht, »... dass das Gehirn die Welt nicht einfach abbildet oder mental repräsentiert und dass Bewusstsein oder Geist nicht einfach als kausale Folge von zerebralen Prozessen erzeugt werden, sondern dass sich zwischen (Um-)Welt, Leib und Gehirn einerseits und zwischen Gehirn und Geist andererseits *Resonanzverhältnisse* oder *Antwortbeziehungen* entwickeln, welche dann menschliches Verstehen und Denken, aber auch Lernen, Kommunizieren und Handeln erst möglich machen.« (Rosa, 2020, S. 246).

Als Untermauerung dieser These dient das erschütternde Experiment eines Kaisers aus dem Mittelalter: Der Stauferkaiser Friederich der Zweite (1194–1250) war nicht nur ein mächtiger, sondern auch ein vielseitig interessierter Monarch. Ihn bewegte die Frage, welche Sprache Menschen sprechen würden, mit denen von Geburt an niemand gesprochen hatte, und er beschloss, diese Frage durch ein Experiment zu klären. So jedenfalls berichtet ein Zeitgenosse des Kaisers, der Geschichtsschreiber Salimbene von Parma: »Deshalb befahl er den Ammen und Pflegerinnen, sie sollten den Kindern Milch geben, daß sie an den Brüsten saugen möchten, sie baden und waschen, aber in keiner Weise mit ihnen schön tun und zu ihnen sprechen. Er wollte nämlich erforschen, ob sie die hebräische Sprache sprächen, als die älteste, oder Griechisch oder Lateinisch oder Arabisch oder

aber die Sprache ihrer Eltern, die sie geboren hatten.« Jedoch: »Er mühte sich vergebens, weil die Knaben und (anderen) Kinder alle starben. Denn sie vermöchten nicht zu leben ohne das Händepatschen und das fröhliche Gesichterschneiden und die Koseworte ihrer Ammen.«
Ob der tragische Ausgang des Experiments, das Salimbene respektlos als »Wahnidee« bezeichnete, den Kaiser überraschte, ist nicht überliefert. Aus heutiger Sicht konnte der Versuch überhaupt nicht anders enden, wenn die Ammen den Befehl des Monarchen befolgten.
In den Findelhäusern Europas sind vom Mittelalter bis zum Beginn des 20. Jahrhunderts Millionen Kinder gestorben, weil sich über die einfachsten leiblichen Bedürfnisse hinaus niemand um sie kümmerte. Sie starben an Infektionen und Ernährungsstörungen, aber die Ursache ihrer außerordentlichen Anfälligkeit war, wie wir heute wissen, dass sich niemand mit ihnen liebevoll beschäftigte. (Auszug aus einem Artikel von Erwin Lausch in »Die Zeit«, Nr. 45/1973).

Zwischenbilanz: Neben der Kenntnis somatischer und psychosozialer Ursachen für essentielles Schreien brauchen wir ein profundes Wissen über mögliche Dynamiken zwischen Eltern und ihren Kindern, so wie sie uns in der Schreibabysprechstunde begegnen können. Die bisher erwähnten Forscher konnten uns viele dieser Vorgänge mit klaren Bildern und Formulierungen erklären. Wie aber zeigt sich die fehlende Resonanzerfahrung bei Säuglingen und Kleinkindern im Alltag? Resonanz erleben Babys und Kleinkinder, wenn die Bezugspersonen auf ihre Gesten und Mimik sowie auf Einladungen zum Spielen eingehen. Das Verpassen der Möglichkeiten zur lustvollen Interaktion und ihre Folgen beschreibt Mechthild Papoušek, Gründerin der Münchner Schreibabysprechstunde. Ihr fiel die vermehrte Spielunlust von Schreibabykindern auf.

2.1.5 Das Spielbedürfnis als Resonanzerfahrung (Papoušek)

Mechthild Papoušek macht uns auf den wichtigen Zusammenhang zwischen häufigem Schreien einiger Babys, ihrer schwer zu beruhigenden Unruhe, der großen Unzufriedenheit und einer regelrechten »Spielunlust« aufmerksam. Sie fasst ihre Beobachtung wie folgt zusammen: »In eigenen Untersuchungen von 590 Säuglingen und Kleinkindern, die konsekutiv wegen Regulationsstörungen im Alter zwischen 4 bis 30 Monaten in der Münchner Sprechstunde für Schreibabys vorgestellt und behandelt wurden, zeigte sich das Erscheinungsbild der Spielunlust bei 35 Prozent der Fälle.« (Papoušek, 2015a, S. 140). Diese Babys werden von ihren Eltern als überwiegend schlecht gelaunt erlebt: ziellos motorisch angetrieben, können sie sich schlecht auf Dinge und Tätigkeiten fokussieren. Nicht selten befürchten die Eltern bereits eine Aufmerksamkeitsstörung oder eine Störung aus dem Autismus-Spektrum. In dieser Situation müssen Fachpersonen genau darauf achten, ob die Eltern im Zusammensein mit ihrem Baby noch freudige oder lustvolle Momente erleben können. Fehlt lustvolles Spiel, dann hat sich eine besorgniserregende negative Stimmung in der Eltern-Baby-Beziehung eingeschlichen. Diese ist für die weitere Entwicklung – auch ohne entsprechende kindliche Störung – eine belastende Hypothek. Die von Papoušek über einen längeren Zeitraum untersuchten Kinder litten ganz besonders unter anhaltenden Schlafstörungen, anhaltenden Fütter- und Essstörungen und zeigten im Kleinkindalter extremes Trotz- und ein aggressiv-oppositionelles Verhalten. Ursache für diese scheinbare »Spielunlust« ist aber häufig keine krankhafte Störung, sondern eine sich einschleichende und im Verlauf immer stärker werdende fehlende Resonanzerfahrung. Diese muss erkannt und frühzeitig therapiert werden. Nicht ohne Grund betont Papoušek den Wert einer genauen Anamnese und fokussierten Untersuchung und beschreibt die bedrohliche Entwicklung bei fehlendem Erkennen der ungenügenden Resonanz.

> »Eltern von Säuglingen klagen, ihr Baby lasse sich keinen Moment ablegen, sei ständig unzufrieden und quengelig, verlange schreiend, auf den Arm genommen zu werden. Es signalisiere ein Bedürfnis nach Nähe, kuschele sich aber nicht an und komme erst zur Ruhe, wenn die Eltern ihn auf dem Arm haltend mit freier Sicht in die Umgebung herumlaufen. Eltern von Kleinkindern klagen, ihr Kind könne sich keinen Moment allein beschäftigen, hänge ihnen ständig am Bein, fordere ihre Aufmerksamkeit und abwechslungsreiches Bespaßen. Neues Spielzeug sei im Nu uninteressant. Spielsachen würden nur aus dem Schrank gerissen und herumgeworfen. Zu ausdauernder Beschäftigung reizten allein das Fernsehen sowie alles Verbotene wie Computer, Steckdosen oder Fernbedienung, meist im Sinne provokativen Agierens, um die Aufmerksamkeit der Eltern zu gewinnen. An ruhiges Spiel sei nicht zu denken. Gemeinsames Spiel sei wenig belohnend, das Kind verhalte sich passiv und lustlos, habe kein Sitzfleisch, gehe kaum auf Anregungen ein, lasse sich durch Kleinigkeiten ablenken oder gebe frustriert auf. Dies trägt auch bei den Eltern zu einer Spielunlust bei. Aus purer Erschöpfung fällt es ihnen selbst oft schwer, sich aufzuraffen, um mit ihrem Kind zu spielen. Sie geben an, sich einfallslos, ausgebrannt, leer und antriebslos zu fühlen, selbst von Unruhe angetrieben und dem Temperament und Bewegungsdrang ihres Kindes nicht gewachsen zu sein.« (Papoušek, 2015a, S. 139 f)

Neben der Spielunlust beim Kind achten wir auf eine verlorengegangene, oder eventuell nie vorhanden gewesene Fähigkeit der Eltern, auf das Spielbedürfnis ihrer Kinder eingehen zu können. Eine solche ist häufig mehr als nur eine Folge der Erschöpfung. Sie führt zu einer Interaktionsstörung und dem Baby fehlt die wichtige Resonanzerfahrung. Bleibt die Freude am Spielen im Säuglingsalter aus, führt dies zum oben beschriebenen Störungsbild im Kleinkind- und Kindergartenalter. Die Eltern müssen also darin unterstützt werden, wieder in lustvolle Interaktionen mit ihrem Säugling zu kommen. Dies kann aber auch dann schwierig werden, wenn die Eltern selbst als Kind wenig gespielt haben oder dazu keine Möglichkeit hatten.

Glücklicherweise haben wir Therapeuten hier eine einfache und effiziente Möglichkeit zur Intervention. Oft gelingt es uns, dass wir das Baby für einen kurzen spielerischen, lustvollen Austausch gewinnen können. Einen solchen Schlüsselmoment gilt es nicht zu verpassen und mit den Eltern auf zwei Ebenen zu erleben. In einem ersten Schritt können wir das Baby seinen Eltern wieder näherbringen, indem wir sie auf den Spielmoment aufmerksam machen und sie für die gelingende Interaktion sensibilisieren.

Fallbeispiel Spielsequenz

Der Säugling greift nach einer Rassel, ich (E. G.) betone verbal seine Aktion und realisiere aber auch seinen Blick zur Mutter, was mich sagen lässt: »Oh ja, da hast Du etwas zum Spielen entdeckt! Du schaust zur Mami, sie soll auch es gut finden, was du nun machen willst!« Zur Mutter gewandt sage ich: »Oh, schau Mama, was ich da habe, das ist wohl gut!« Wenn Mütter und Väter nicht schon zu sehr erschöpft und verbittert sind aufgrund der häufigen kränkenden Enttäuschung, die sie erlebt haben beim Versuch, mit ihrem Kind ins Spiel zu kommen oder ihr Kind zu beruhigen, dann lassen sie sich, nicht selten mit einem tränenden und lächelnden Auge, zu einer schönen Spielsequenz mit ihrem Kind einladen.

In einem unabdingbaren zweiten Schritt ist es wichtig, dass wir den Eltern einfühlsam erklären, wie unsere Kontaktaufnahme mit ihrem Kind gelungen ist. Sie brauchen die Aufklärung über das basale, natürliche Bedürfnis des Babys nach dieser intersubjektiven Resonanzerfahrung. Die Eltern müssen dabei auch erfahren können, dass nicht wir die besseren Bezugspersonen für ihr Kind sind, sondern dass jede Bezugsperson – also insbesondere sie selber – stets in der Lage sind, regelmäßig in eine solche Spielsituation zu kommen.

Die Wichtigkeit der Resonanz und Voraussetzung der Feinfühligkeit für die gesunde Entwicklung ihres Babys wird von den meisten Eltern durchaus verstanden, und sie ahnen, was ihr schreiendes Baby braucht. Wieso gelingt es ihnen dann aber doch nicht? Nicht selten erfahren wir, dass in ihrer Körperseele, in ihrem diffusen psychischen Erleben durch das Schreien Wunden aufgerissen werden, die sie im Laufe ihres Lebens ausgehalten haben, aber die nicht wirklich gut verheilt waren. Gerade in der Phase des Elternwerdens können diese Narben wieder aufbrechen. Wieso es dazu kommt, sehen wir im folgenden Kapitel über Bumerangs und Gespenster im Kinderzimmer.

2.1.6 Bumerang und Gespenster im Kinderzimmer (Garstick, Fraiberg)

> *»Ein Baby kann allein nicht leben,*
> *denn es ist vor allem Teil einer Beziehung.«*
> (Winnicott, 1969)

Erforscher der Geschichte und der Kultur des Elternverhaltens sind sich darin einig, dass es gegenüber Säuglingen schon immer ein intuitives fürsorgliches Verhalten gab (vgl. von Klitzing, 2022). Die Natur hat die Eltern darauf vorbereitet, stets für ihre noch hilflosen und resonanzbedürftigen Säuglinge da zu sein. Ganz wesentlich verantwortlich dafür ist die Wirkung des Hormons Oxytocin, das eigentliche »Bindungshormon«, welches während und nach der Schwangerschaft, beim Stillen und sogar beim Vater postpartal vermehrt ausgeschüttet wird. Dieses Hormon bewirkt unter anderem, dass die Mutter das Weinen oder auch Schreien ihres Kindes deutlich von dem anderer Kinder unterscheiden kann und sie ihm entsprechend zur Hilfe eilt. Die verstärkte Sensibilität führt dazu, dass das Schreien des eigenen Kindes nicht ignoriert werden KANN. Ein wunderbarer Schutzmechanismus für das noch hilflose Baby – er löst aber bei Mutter und Vater großen Stress aus, wenn sie es nicht schaffen, die Bedürfnisse ihres Kinds zu stillen. Wir bezeichnen dies als »Bumerangeffekt«, s. Kap. 5.1 und Anhang. Die elterliche Hypersensibilität wendet sich gegen sie selber. Sogar nur kurzzeitiges Schreien führt bei ihnen zu einer außerordentlichen Stressantwort. Zusätzlich wird durch die Hypersensibilität eine Konditionierung ausgelöst, wodurch schon ein kurzes Aufschreien oder bereits die entsprechende Mimik ausreichen kann, dass Eltern das ganze Schreien der letzten Woche summativ wiedererleben. Dieser Bumerangeffekt ist besonders gemein, weil er von anderen Personen des familiären Umfelds nicht wahrgenommen werden kann. Für die Umwelt ist dann nicht nachvollziehbar, weshalb Vater oder Mutter wegen des »etwas schreienden Babys« derart außer sich geraten. Die Erklärung dieses Phänomens ist für viele Eltern sehr hilfreich. Sie können die hormonellen Auslöser ihrer besonderen Empfindlichkeit besser einordnen, Hilfe annehmen und es auch ihrer Umgebung besser erklären. Wenn Eltern in einer solchen »Bumerang«-Situation sind, ist eine De-Konditionierung bzw. De-Sensibilisierung essentiell, was wir im Abschnitt über Therapien besprechen werden.

Die Oxcytocin-induzierte Sensibilität kann aber bei den Eltern noch weitere ungute Gefühle aktivieren. So können bei entsprechender Prädisposition die Bedürfnisse oder auch die ausgelösten Symptome des Kinds bei den Eltern »eigene frühe biografische Situationen oder Traumata reaktivieren« (Israel, 2007, S. 54). Selbst erlebte psychische Verletzungen aus der eigenen Kindheit können Mutter und Vater gerade in dieser Phase des Elternseins wieder einholen. Dieses *unentdeckte und unaufgearbeitete Erbe* stört dann die feinfühlige und selbstbewusste Kontaktaufnahme der Eltern mit ihrem Baby.

»Die Pioniere der Eltern-Säugling-Psychotherapie konnten aufzeigen, wie vergangene unverarbeitete belastende Erfahrungen in der Zeit nach der Geburt eines eigenen Kindes bei Eltern wieder aufbrechen und sich auf spezifische Weise in Verzerrungen der Eltern-Kind-Interaktion manifestieren können.« (Pedrina, 2020, S. 45).

Wir sprechen in diesem Zusammenhang von den »Gespenstern im Kinderzimmer«, einem Begriff, den die bekannte Eltern-Baby-Therapeutin Selma Fraiberg kreiert hat. Ein Beispiel hierfür: Das Baby schreit häufig und ausdrucksstark, so dass es als besonders bedrohlich erlebt wird. Die Mutter hört »ein Schreien aus ihrer Vergangenheit«, z. B. das Schreien des eigenen Bruders, dessen Erkrankung die Kindheit der Mutter sehr überschattete. Auch können früher erlebte Emotionen, die eine Mutter z. B. während ihrer anorektischen Phase in der Adoleszenz geplagt haben, durch diese verstärkte Sensibilität in der Phase des Mutterwerdens wieder aktiviert werden. Die Eltern können also auf Grund der besonderen Sensibilität, die sie durch das Mutter- und Vaterwerden entwickeln, von verdrängten Erfahrungen und traumatisierenden Erlebnissen *eingeholt* werden. Das führt dazu, dass Eltern die angebotenen und instruierten Regulationsmaßnahmen (→Kap 7) nicht mit ausreichender Überzeugung durchführen können oder deren Erfolg von Anfang an in Frage stellen. In solch einer Situation ist eine fokussierte psychotherapeutische Bearbeitung der wieder aufgetauchten belastenden Emotionen notwendig, damit eine Regulationsarbeit überhaupt erfolgreich begonnen werden kann.

Aus der neurologischen Forschung wird die Indikation für die therapeutische Bearbeitung alter Wunden, die die Eltern in sich tragen, durch die Entwicklungsneurologin Nicole Strüber bestätigt: »Eltern, die auf eine eigene sehr schwierige oder gar traumatische Kindheit zurückblicken, sind häufig von den Auswirkungen früher Stresserfahrungen auf ihre Nervenzellverschaltungen betroffen. Insbesondere dann, wenn sie keine Gelegenheit hatten, ihre Erfahrungen zu verarbeiten, kann dies dazu führen, dass sie in ihrer Fähigkeit, liebevoll, feinfühlig, bindungsorientiert und geduldig auf das Kind einzugehen, eingeschränkt sind. Erhalten die Eltern jedoch frühzeitig therapeutische Hilfe und Unterstützung im Umgang mit ihren Kindern, dann kann dies ihre Kompetenzen stärken.« (Strüber, 2022, S. 162 f.)

Solche Verletzung der Eltern aufzufangen, ist eine spezifische Aufgabe des Psychotherapeuten im Team. Damit sie aber in ihrer Erschöpfung und großen Verunsicherung die psychotherapeutische Hilfe annehmen können, braucht es eine transparente Erklärung, etwa wie folgt.

Selbstvorstellung von E. Garstick im Rahmen unserer Elternarbeit: »Ich arbeite hier mit, um die Erschöpfung und die möglichen Kränkungen im Selbstwertgefühl, die man in der Pflege eines viel schreienden Babys erleben kann, verkraften zu helfen. Die Natur hat in Ihnen, den Eltern, für Ihr Baby eine besondere Sensibilität eingerichtet. Diese erhöhte Wahrnehmungsfähigkeit, welche z.B zu oberflächlichem Schlaf führen kann, auch als »Ammenschlaf« bezeichnet, ist überlebenswichtig für Ihr Baby, damit seine Signale und Bedürfnisse wahrgenommen werden können. Auch einige Väter machen diesen Entwicklungsprozess mit und können diese besondere Empfindlichkeit entwickeln. So gut also diese Anpassung von Ihnen, liebe Eltern, auf der einen Seite ist, so kann auf der anderen Seite diese Sensibilität auch eine besondere Herausforderung werden. Es können Ihnen störende Dinge in den Sinn kommen, an die Sie am liebsten gar nicht denken wollen, und Sie stoßen auf Erinnerungen an Erlebnisse, die Sie doch für abgehakt und längst erledigt hielten. Meine Aufgabe hier im Team ist es, Ihnen als Psychotherapeut zum Verdauen solch anstrengender und verwirrender Gedanken und enttäuschender Gefühle zur Verfügung zu stehen.« (Garstick, 2013, S. 30).

Fallbeispiel Igor

Frauen und Männer können es als schwierig empfinden, ihrer Rolle als Co-Regulatoren gerecht zu werden, und sie werden von übergroßen Ängsten geplagt, z. B. dass ihr schreiendes Kind unter einer unklaren Behinderung oder Krankheit leidet und sich nicht gesund entwickeln wird. So erging es auch Igor mit seinen Eltern. Sie hatten zwei Babys jeweils nach acht Wochen verloren und sich davor für einen Schwangerschaftsabbruch entschieden, weil eine größere Behinderung beim Embryo pränatal diagnostiziert worden war. Immer wieder erkrankte Igor, hatte oft Durchfall und verlor an Gewicht. Dreimal war in kürzeren Abständen eine Hospitalisierung nötig. Schließlich suchte die Familie unsere Sprechstunde auf, und die Eltern konnten endlich über ihre vorher noch diffusen, unklaren Ängste sprechen. Zuvor aber mussten wir uns, transparent und nachvollziehbar für die Eltern, mit den schon vorher involvierten Ärztinnen austauschen. Die Sorge der Eltern war, dass es doch eine somatische Ursache für das Kränkeln und die häufige Unzufriedenheit des Buben gab und dass man sie mit einer klaren Diagnose verschonen wolle. Im Gespräch konnten die beiden Elternteile endlich die sich in ihnen aufgestauten Ängste uns gegenüber mitteilen. Die Mutter befürchtete eine gefährliche Darmerkrankung ihres Sohnes, der dadurch das Erbe seines an Darmkrebs verstorbenen Großvaters mütterlicherseits übernähme, und der Vater sah in einigen Verhaltensweisen des Babys deutliche Anzeichen von Autismus. Diese Ängste mussten die Eltern mit den dazu gehörigen Affekten/Emotionen in einer sie emotional haltenden Beziehung mitteilen können, damit sie verdaubar wurden. Igors Eltern litten vor unseren »Verdauungsstunden« unter der Angst, dass sie mit der nach den Aborten erneuten Schwangerschaft das Schicksal zu sehr herausgefordert hätten und nun mit einer Erkrankung ihres Sohnes bestraft würden.

Kommentar: Solche Befürchtungen sind übrigens nicht selten bei Eltern von Schreibabys, wenn diese aufgrund elterlicher Fertilitätsthemen mit größeren medizinischen Aufwand gezeugt wurden (Lebersorger, 2022).

2.1.7 Therapeutischer Leihcontainer für Eltern als Basis für Triangulierung (Bion, Abelin, Grieser, Garstick)

Unterstützung in der Affektregulierung wird also auf beiden Seiten gebraucht – beim Kind wie auch bei den Eltern. Babys brauchen ihre Bezugspersonen als Container, wie es Bion ausdrückt (s.o. bei Israel), damit sie innere Aufregung und das Gereiztwerden durch äußere Reize verkraften können. Auf der anderen Seite haben Eltern in ihrer Erschöpfung und Verzweiflung auch das Recht auf ein Gehaltenwerden in einer Beziehung. Sie brauchen dieses Holding, aber auch das Verarbeiten von schmerzhaften Emotionen. Wir sprechen *vom Verdauen* irritierender Fantasien in einem therapeutischen *Leihcontainer*. Wenn Eltern im Gespräch erfahren, dass die auf den ersten Blick verwirrenden und Angst auslösenden Fantasien miteinander auszuhalten und erklärbar sind, gelingt eine Intervention, die als eine Form von Triangulierung bezeichnet werden kann.

Triangulierung
Jürgen Grieser ist als Psychoanalytiker und Familientherapeut in eigener Praxis in Zürich tätig, lehrt u. a. am Psychoanalytischen Seminar Zürich und arbeitet als Supervisor in Institutionen. Grieser vermittelt in seinem u.g. Buch einen sehr guten orientierenden Überblick über die verschiedenen Bedeutungen des Begriffes und zeigt auch die Verwendungsmöglichkeiten dieser Begrifflichkeit in ganz unterschiedlichen psychotherapeutischen settings und Beratungsfeldern auf. Zitat hierzu: »In allen Settings, in denen es nicht nur der Therapeut und der Patient miteinander zu tun haben, sondern reale Dritte beteiligt sind, können Triangulierungsphänomene unmittelbarer inszeniert und beobachtet werden, wie in der Kinder- und Jugendlichenpsychotherapie, wo der Therapeut auch mit den Eltern des Patienten in Kontakt steht, in der Paar- und Familientherapie sowie in der Gruppenpsychotherapie.« (Grieser, 2015. S. 124).

Zum Begriff der Triangulierungstheorie siehe ausführlich Grieser, 2015, und Garstick, 2019.

Der westschweizerische Psychologe Ernst Abelin (1986) bot uns im deutschsprachigen Raum mit seiner Arbeit über die *Triangulierung* eine wichtige Grundlage für das Verständnis frühkindlicher Entwicklungsaufgaben und daraus sich ergebender Konsequenzen für die therapeutische Eltern-Kind-Therapie und auch für die Arbeit in Erziehungsberatungsstellen an. Abelin versteht unter *Triangulierung* den Entwicklungsprozess eines Kleinkindes im Dreieck (Triade) mit seinen primären Bezugspersonen Mutter und Vater. Es wird einerseits in seinem Anspruch, immer über die Mutter verfügen zu können, frustriert, wenn der Vater versucht, seine Bedürfnisse an die Paarbeziehung ins Familienleben einzubringen. Andererseits aber erlebt das Kleinkind eine wichtige progressive Erweiterung in der Wahrnehmung seiner Beziehungswelt. Ein selbstbewusster Vater und Partner der Mutter, die ja vom Kind als sehr mächtig erlebt wird, kann ihm helfen, auch mit seinen ambivalenten Gefühlen gegenüber der Mutter besser klar zu kommen. Die psychoanalytische Entwicklungstheorie sieht in dem Aufbau einer sog. *Ambivalenztoleranz* einen wichtigen Entwicklungsschritt und die Grundlage für reife Liebesbeziehungen. Die zum Teil heftigen Gefühlsausbrüche in der sog. *Trotzphase* im Kleinkindalter sind u. a. auf die Verunsicherung zurückzuführen, in die ein Kind geraten kann, wenn es neben der Liebe auch in Wut auf die Mutter geraten kann, wenn sie schon wieder an der Kasse im Supermarkt das verführerische Überraschungsei einfach nicht kaufen will. Der Vater kann mit dem Einbringen seiner eigenen Bedürfnisse zum Vorbild für sein Kind werden und ihm vorleben, dass man auch konstruktiv mit der Mutter streiten und die Angst sich vor dem Liebesverlust beruhigen lässt.

> »Bevor die frustrierende Wahrnehmung des väterlichen Anspruches auf eine exklusive Beziehung mit der Mutter sich konstruktiv auf die psychische und geistige Entwicklung des Kleinkindes auswirken kann, braucht es aber sicher auch das Erleben einer sicheren Bindungsbeziehung mit beiden Elternteilen. Das Kleinkind gewinnt durch die Erfahrung des Ausgeschlossenseins an Autonomie, erlebt bewusster sich Selbst, aber es braucht natürlich auch vor und nach dem Ausgeschlossensein von der intimen Zweisamkeit der Eltern seinen Trost. Damit ein Trösten möglich wird, muss eine klare emotionale Sprache zwischen Eltern und ihrem Kind entwickelt werden. Das kann zum Beispiel so gehen: ›Wir vergessen Dich nicht, wenn wir, Papa und Mama, heute abend ins Kino und ins Restaurant gehen und Du nun bei der Oma bleibst.‹ Vater und Mutter müssen aber mit gutem Gewissen dazu stehen können, dass sie ihre Paarliebe manchmal gegen die Bedürfnisse des Kindes verteidigen.« (Garstick, 2019, S. 31 f)

2.1.8 Das imaginäre und das reale Kind – Der große Bruch! (Soulé, Garstick)

Ein wichtiges Ziel unserer Arbeit ist es, mit den Eltern gemeinsam herauszufinden, mit welchen Vorstellungen, Wünschen und Erwartungen sie sich auf die Zeugung eingelassen haben. Wie haben sie sich die Geburt vorgestellt und gewünscht? Von welchem harmonischen Zusammensein haben sie mit ihrem Baby eventuell schon geträumt? Das sind häufig ganz wichtige Fragen, die, wenn es uns gelingt, sie einfühlsam zu stellen, uns zum wichtigen Thema des *großen Bruchs* führen. Wir stellen mit den Eltern nicht selten fest, dass sie eine kränkende Erfahrung während oder nach der Geburt machen mussten. Diese Kränkungen bleiben häufig unbewusst und lösen unerkannt einen schmerzhaften Einbruch im Selbstwerterleben der Eltern aus. Wir sprechen von der großen Brucherfahrung, die oft tabuisiert und übersehen und überhört wird, auch im professionellen Betreuungssystem (Geburtsklinik, Wochenbettbetreuung durch Hebammen und Mütter- sowie Väterberaterinnen) der Familie.

Immer wieder begegnen wir Eltern, die wir in einem abgewehrten, verdeckten Trauerprozess antreffen und für die es wichtig ist, dass wir dieses mögliche Enttäuscht-Sein nach der Geburt, im Wochenbett oder in den ersten Wochen nach der Geburt zu Hause einfühlsam zum Thema werden lassen.

Ein konstruktiver Trauerprozess nach der Geburt ist nötig, wenn z. B. das neugeborene Kind sich deutlich von dem vor der Geburt in der Phantasie vorgestellten Kind unterscheidet (vgl. Soulé in Garstick, 2013). In unserer therapeutischen Arbeit mit den Eltern ist es uns wichtig, auf dieses mögliche Thema des Enttäuscht-Seins über die Differenz zwischen dem »imaginären Kind« (Soulé) und dem realen Kind vorbereitet zu sein. Nur so können wir irritierte, eventuell sogar schwer verunsicherten Eltern helfen, sich auf die Verarbeitung der realen Verhältnisse, der noch mitgeschleppten Belastungen einer traumatisch verlaufenen Geburt oder anstrengenden Schwangerschaft einzulassen.

Das imaginäre und das reale Kind

»Mit dem ›imaginären Kind‹ ist in Soulés Arbeit (1990) das ›Kind im Kopf‹ der Eltern schon vor der Geburt bzw. sogar schon vor der Schwangerschaft gemeint. Dieses phantasierte Kind hat eine große Bedeutung für das später real existierende Baby. Bis zur Geburt braucht der kleine Mensch im Mutterleib neben einem fürsorglichen Umgang der Mutter und ihres Umfeldes mit ihrem schwangeren Körper diese Liebe in Form von freudigen, erwartungsvollen Phantasien über sein Aussehen, seine Eigenschaften, seinen Charakter, die man psychoanalytisch ausgedrückt auch libidinöse Besetzung nennen kann. Aber für das zukünftige reale Neugeborene ist nicht nur die Vorfreude seiner Mutter, sondern auch die Fähigkeit des werdenden Vaters wichtig, sich auf das Wachsen-Lassen des ›imaginären Kindes‹ in der Phantasie einzulassen. Erst wenn er dieses ›Kind im Kopf‹ zulassen kann, wird der Mann seine reife Vaterschaft entwickeln und im Erleben der schwangeren Frau als ein unterstützender Partner und fürsorglicher Vater ihres Babys erlebt.

So wichtig das ›imaginäre Kind‹ für die Entwicklung des Babys ist, so entscheidend ist aber auch die psychisch reife Fähigkeit der Eltern, nach der Geburt die möglichen Differenzen zwischen dem vorgestellten, erhofften Kind und dem realen Neugeborenen zu verarbeiten. Soulé beschreibt beeindruckend die Gefahr der Aufspaltung zwischen dem idealisierten, imaginären Kind und dem konkreten Neugeborenen. Eine mögliche gefährliche Folge solch einer Aufspaltung ist das starre Festhalten am Erwarten eines ganz bestimmten Kindes und als Folge davon die Entwicklung von paranoiden Vorstellungen gegenüber dem realen Kind. Im Extremfall erleben manche Mütter das reale Baby als etwas Bedrohliches und können sogar ernsthaft davon überzeugt sein, dass man ihr Kind auf der Entbindungsstation vertauscht habe. Erfahrene Beraterinnen und Begleiter von Müttern in den ersten Tagen und Wochen nach der Geburt wissen um deren mögliche besondere Empfindlichkeit und Irritationen, die sie im Umgang mit ihren Babys erleben. Beide Elternteile brauchen das Wissen und die Fähigkeit der professionellen Betreuer, ob Hebamme, Pflegefachfrau, Ärztin oder Psychotherapeut, die dieses Verunsichert- und Gekränktseins konstruktiv auffangen und beruhigen können.« (Garstick, 2013)

Unaufgearbeitete Kränkungen der Mütter und Väter, ausgelöst z.B. durch einen besonders schmerzhaften Geburtsverlauf mit einem schließlich notfallmäßigen Kaiserschnitt, können den frühen Kontaktaufbau zwischen Mutter und Baby erschweren und auch den Vater daran zweifeln lassen, ob seine Partnerin auch wirklich die kompetente Mutter seines Kindes ist, die er sich gewünscht hat.

Fazit zum Thema der großen Brucherfahrung: Wir müssen auf einiges gefasst sein, wenn wir ganz verzweifelte, erschöpfte Eltern mit ihrem fast nicht mehr zu beruhigenden Schreibaby in unserer Sprechstunde begrüßen!

2.1.9 Zusammenfassung und therapeutische Bedeutung

Die beschriebenen Bausteine unseres Konzeptes sind kein stur eingehaltener »Bauplan für die sichere Bindungsbeziehung«. Aber sie sind der Leitfaden, der uns in der flexiblen Arbeit eine Identität finden lassen. Pädiater und Psychotherapeuten brauchen für die gemeinsame praktische Arbeit mit Eltern und Kindern die o.g. Bausteine, die wir durch neue Forschungsergebnisse ergänzen und, wenn nötig, auch korrigieren.

Unsere Patienten reagieren immer wieder erleichtert, wenn wir sie mit unserer »Information therapy« darüber aufklären, was sie und ihr Baby gerade erleben und sind dankbar dafür. Den Begriff »Information therapy« benutzen wir im Rahmen unserer Arbeit für die Aufklärung von Eltern über bestimmte somatische oder psychische Abläufe. Das sorgfältige Besprechen solcher relevanten Zusammenhänge ermöglicht den Eltern ein Verständnis und ein Verstehen über die Situation mit ihrem Säugling. Sie können nun die notwendige Sicherheit erlangen, die notwendig ist, um ihr Kind sicher zu beruhigen. Dies ist essentiell, um dem Kreislauf der ständigen Verunsicherung durch Unsicherheiten und Unverständnis zu entkommen.

Ein weiterer, wichtiger Vorteil solch eines gemeinsamen Orientierungsgerüstes ist es, dass wir uns immer wieder gegenseitig daran erinnern können, was wir eigentlich anstreben, wenn der Überblick manchmal in hektischen Zeiten, ausgelöst durch die große Not von Eltern-Kind-Beziehungen, verloren zu gehen scheint.

Hier also zum Abschluss noch einmal die wichtigsten Begriffe:
Holding
Intuitive Kompetenz, Feinfühligkeit
Vater und Mutter als Leihcontainer
Intersubjektivität und das Bedürfnis nach Resonanz
Spielbedürfnis als Resonanzerfahrung
Bumerang und Gespenster im Kinderzimmer
Therapeutischer Leihcontainer
»Imaginäres Kind« und realer neugeborener Säugling
Der große Bruch

2.2. Entwicklungspädiatrische Reflexion und somatische Ursachen für frühkindliches Schreien und Regulationsstörung

Grundsätzlich ist Weinen das wichtigste vorsprachliche Kommunikationsmittel für einen Säugling. In der pädiatrischen Literatur wird das Thema meist nur kurz behandelt und zwischen primärem, sekundärem und essentiellem Weinen unterschieden (Jenni, 2021, S. 209–211). Unter primärem oder physiologischem Schreien verstehen wir das Weinen aufgrund von Hunger, Kälte, Müdigkeit, körperlichem Unwohlsein sowie Überreizung oder Verlassensein (Largo, 2009, S. 252–253). Sekundäres oder abnormes Schreien tritt bei Säuglingen mit einer akuten oder chronischen Erkrankung sowie bei einer genetischen Störung auf. Es signalisiert das Erleben von Schmerzen, Unwohlsein wie beim Infekt oder einer Entzündung der Speiseröhre oder selten einer neurologisch bedingten Störung, beispielsweise beim Cri-du-Chat-Syndrom. Essentielles Schreien ist vermehrtes Schreien ohne erkennbare Ursache. In der postnatalen Entwicklung zeigt sich, dass auch gesunde Säuglinge im ersten Trimenon deutlich mehr quengeln und schreien (Barr, 1990). Dabei ist ein Anstieg des Schreiens bis zur 6. Lebenswoche und eine entsprechende Abnahme bis zur 12. Lebenswoche feststellbar. Dieser Verlauf ist bei Kindern mit physiologischem und auch essentiellem Schreien beobachtbar, ebenso – alterskorrigiert – auch für Frühgeborene (Barr, 1996) Die frühkindliche Regulationsstörung ist also Teil der noch physiologischen Unreife des Neugeborenen, in welcher der Säugling aufgrund seines noch unreifen Nervensystems Reize unterschiedlicher Herkunft noch ungenügend gut und genau integrieren kann. Es ist eine Zeit der intensiven Anpassungsprozesse in Bezug auf Ernährung, Schlafentwicklung, Thermoregulation und Metabolismus mit zyklischen Wechseln von Verhaltenszuständen. Diese können zu einer generellen

Reizung des Systems führen und der entsprechend unspezifischen Antwort im Sinne von vermehrtem Schreien. In diesem Kapitel wollen wir die physiologischen Grundlagen und die praktischen Störungen erklären.

2.2.1 Das physiologisch unreife Nervensystem

Die Funktion des Nervensystems als Grundpfeiler der Kommunikation zwischen den unterschiedlichen Organen ist bereits im 2. Schwangerschaftsmonat mit reflektorischen Bewegungen auf Stimulation sichtbar (Sandkühler & Benrath, 2009). Ab der 22. Schwangerschaftswoche sind die Projektionsbahnen zwischen sensorischem Kortex und Thalamus ausgebildet (Fitzgerald, 1999). Hier zeigt sich somit die frühe Ausbildung des Zentralnervensystems, welches Schmerz- und andere Reize verarbeitet, andererseits des peripheren Nervensystems, welches Reize aus der Peripherie aufnimmt, weiterleitet und auch moduliert. Obwohl das Gehirn strukturell bei der Geburt vollständig entwickelt ist, geht die weitere Hirnentwicklung in den ersten Lebensjahren in großen Schritten auf mikroskopischer Ebene unverändert weiter (Jenni, 2021, S. 209–211). Parallel dazu entwickelt sich das Autonome Nervensystem, welches beispielsweise die Darmbewegungen leitet und koordiniert. Unabhängig davon entsteht auch das hormonelle System, also die Kommunikation mit Botenstoffen, die ebenfalls für die Kommunikation zwischen den diversen Organen und Organanteilen notwendig ist. Dieses wundervolle, faszinierende und überaus komplexe Zusammenspiel von Sensoren, Übermittlungsmechanismen und Effektoren ist beim Neugeborenen noch nicht fertig entwickelt. Grundsätzlich sind also alle menschlichen Neugeborene physiologisch unreife Frühgeburten. Im Gegensatz zu vielen Säugetieren können sich menschliche Neugeborene in der Welt noch nicht selbst bewegen oder zurechtfinden. Der Grund für diese Frühgeburtlichkeit ist einerseits anatomisch bedingt – ein größeres Kind kann nicht mehr durch das weibliche Becken geboren werden –, andererseits auch physiologisch notwendig, indem viele »Lernprozesse« eben gerade im Austausch mit der Umwelt geschehen sollen (Largo & Benz-Castellano, 2015). Diese sogenannte Unreife ist es, welche zu diversen Schwierigkeiten in der Adaptation des Neugeborenen an die neue Umwelt und ihrer Reize führen kann.

Die Anpassung des Neugeborenen ist initial auf grundlegende, überlebenswichtige Kontrollsysteme fokussiert: Wärmeregulation, Ernährungssituation, Betreuungssicherheit. Sind diese bedroht, muss sich der Säugling bemerkbar machen, da er noch nicht selber diese Bedürfnisse und Frustrationen regulieren kann. Dies zeigt sich vorwiegend mit aktiver Bewegung und Schreien. Wie in Largo (2009, S. 252–253) ausgeführt, kann aber ein Säugling durchaus unterschiedliche Zeichen setzen, und das Schreien/Weinen oder die Unruhe eines Säuglings kann durch eine erfahrene Bezugsperson auch entsprechend »gelesen« werden. So z. B. können viele afrikanische Mütter zwischen den verschiedenen Schreimustern ihres Kinds unterscheiden, ob es Hunger hat oder urinieren muss. Dieses Lesen der feinen Kommunikationsunterschiede ist heute leider bei vielen Eltern – und Fachpersonen – verloren gegangen. Sie müssen sich also quasi im Blindflug den möglichen Ursachen für das Schreien stellen und mitunter mit »Trial and Error«-Strategien die Bedürfnisse ihres Kindes zu stillen versuchen.

Im Normalfall funktioniert die Kommunikation zwischen Säugling und Bezugsperson genügend gut, und es kommt zum richtigen Lesen der Zeichen des Säuglings und zur Erfüllung seiner Bedürfnisse. So wird der Säugling gestillt, gewickelt oder getragen, erhält die notwendige Zuwendung oder eben auch Ruhe. Es reicht im Sinne des bekannten Begriffs der »good enough mother« von Winnicott (1953) dabei das Erreichen einer sog. good enough communication, also eine gelingende Übereinstimmung der elterlich-kindlichen Kommunikation in einer Mehrzahl der Situationen. Aber aus verschiedenen Gründen kann es doch zu einem größeren Leidensdruck in der Eltern-Kind-Beziehung kommen. Wir werden uns im Folgenden auf die physiologischen und körperlichen Gründe fokussieren, welche zu einer verstärkten Störung des Systems und damit zu vermehrtem Schreien, vermindertem Schlaf oder auffälliger Fütterungssituation führen.

2.2.2 Die neuronale Überreizung

Wie bereits in 2.2.1 beschrieben, ist das Nervensystems des Säuglings bei Geburt noch in voller Entwicklung. Zwei wichtige Anteile für das Verständnis vermehrten Schreiens sind erstens die Wahrnehmung und zweitens die Modulation von Reizen. Säuglinge können eine Reizung des Nervensystems noch nicht in allen Bereichen spezifisch abbilden, d. h., sie können nicht lokalisieren, wo etwas nicht stimmt (Fitzgerald, 1999). Beispielsweise können Bauchschmerzen noch nicht spezifisch auf dieses Organ zurückgeführt werden. Vielmehr kommt es zu einer **generellen Stimulation** des Nervensystems und einer allgemeinen Alarmstimmung. Dazu kommt die Erkenntnis, dass die Modulation von Schmerzreizen mittels prä- und postsynaptischer Freisetzung von Opioiden und biogenen Aminen von nozizeptiven Neuronen bei Neugeborenen noch nicht ausgebildet ist. (Sandkühler & Benrath, 2009) Ein Schmerzsignal gelangt also unfiltriert und unspezifisch ins noch unreife Zentralnervensystem. In der Folge wird das Signal als Bedrohung empfunden und eine Alarmierung wird ausgelöst. Stern beschreibt dies im Tagebuch eines Babys beeindruckend als eine große Welle, welche das Kind richtiggehend überrollt und entsprechend stark verunsichert (Stern, 2016, S. 21–42). Der Säugling wird also auch dann weinen oder gar schreien, wenn der eigentliche Reiz nicht lebensbedrohlich ist. Er kann ihn weder modulieren noch richtig einordnen. Eine weitere Herausforderung für den Säugling besteht in der potentiell ständigen Überreizung. Das noch unreife Nervensystem gerät über die zentrale Sensibilisierung in eine Art **Redundanz.** Auch wenn der eigentliche Reiz nur noch schwach oder überhaupt nicht mehr vorhanden ist, kommt das Kind in Form einer Allodynie und Ausbildung eines Schmerzgedächtnisses in den Status der Erregung. (Sandkühler, 2000, S. 42–59) Dazu kommt der Effekt der **Konditionierung**, welcher also eine entsprechende *Schmerzbereitschaft* beschreibt. Der Säugling ist dann bereits bei kleineren Schmerzsituationen sensibilisiert und wird diese entsprechend mit anhaltendem Schreien beantworten. Diese Phänomene sehen wir häufig bei Säuglingen, welche auch noch nach Monaten auf kleinere Reize hin mit vermehrtem und auch andauerndem Schreien reagieren. Wir erklären den Eltern diese Zusammenhänge folgendermaßen: Ihr Kind befindet sich aufgrund seiner Unreife in einer Art »Schreiuniversum«, also einer eigenen Welt, aus welcher es längere Zeit nicht mehr herausfinden kann.

Diese Erkenntnisse aus der Schmerzforschung sind für das Verständnis des vermehrten frühkindlichen Schreiens von großer Wichtigkeit.

Zusammenfassung:
Wenn wir den Eltern plausibel erklären können, wieso ihr Kind so außer sich geraten kann und nicht mehr zu beruhigen ist, dann können sie dieses Schreien eher einordnen und verstehen. Mit der besprochenen wissenschaftlich fundierten Information können wir ihnen einen Halt geben. In vielen Fällen führt dies zu mehr Sicherheit und weniger Angst, »alles falsch gemacht zu haben«. Das ist ein Teil der bereits früher angesprochenen **Information Therapy,** also Aufklärung durch fundierte und gut nachvollziehbare Information. Bleiben Eltern unsicher, ob nicht doch eine körperliche Ursache vorliegt, bleiben die von M. Papoušek beschriebenen Teufelskreise bestehen. (Papoušek, 2015b, S. 101) Eine Beruhigung der Eltern durch die Erklärung von Überreizung ist uns daher wichtig für eine erfolgreiche Therapieeinleitung.

2.2.3 Gastroösophagealer Reflux

Die postpartale Anpassung des Neugeborenen beginnt mit der Aufnahme der Atmung und den entsprechenden Veränderungen im Kreislaufsystem. Prozesse, welche bisher über die mütterliche Plazenta abliefen, sind nun autonom durch das Kind auszuführen. Erfreulicherweise gelingt dies ja auch meistens ohne Probleme. Auch in Bezug auf die Ernährung ergeben sich Herausforderungen für den Säugling. Das gastrointestinale System muss mit einem Mal aktiviert werden und die Aufnahme von Flüssigkeit und Kalorien muss funktionieren. Das Neugeborene verfügt über ein eingebautes Hungergefühl, den Such- und Schluckreflex und kann mit Suchbewegungen und Weinen auf sein Hungergefühl aufmerksam machen. Die Verarbeitung und Aufnahme der Nahrung erfolgen nun im Magen und Darm. Dazu entsteht im Gastrointestinaltrakt eine eigene Welt des Mikrobioms. Gleichzeitig muss die entsprechende »Abfallbewirtschaftung« sowohl anatomisch wie funktionell, gemeint ist der regelmäßige Stuhlgang, aufgenommen werden. Passagere Störungen sind im Rahmen dieser Anpassung normal und werden in der Regel auch ertragen. Es ist nicht im Sinne dieses Buchs, die physiologischen und anatomischen Prozesse sowie deren Störungen umfassend zu beschreiben. Wir beschränken uns auf einige – für die Beratung der Eltern in unserer Sprechstunde relevante – Mechanismen.

Für das Verständnis kindlichen Schreiens und allfälliger pathologischer Ursachen ist das Wissen um die Entstehung und Reifung des Mageneingangs wichtig. (Sadler, 2003, S. 251 f) Beim Erwachsenen ist der Übergang zwischen Speiseröhre und Magen seitlich ausgebildet. Somit wird bei der muskulären Pro- und Repulsion des Magens der Speisebrei ins Antrum, den oberen Magenanteil, gedrückt und nicht direkt auf den Mageneingang. Dies führt zu einer besseren Durchmischung und wegen der Ansäuerung mit Magensaft auch zu besserer Vorbereitung der Nahrung für die Verdauung im Darm. Beim Neugeborenen hingegen ist die Speiseröhre noch mehrheitlich direkt über dem Mageneingang gelegen, das eigentliche Antrum noch unvollständig ausgebildet. Somit ist der Mageneingang direkt den Propulsionsbewegungen des Magens ausgesetzt. Zusätzlich funktioniert der untere Schließmuskel der Speiseröhre noch schwach. Bei der Verdauungsbewegung im Magen ist ein »Flüssigkeitsrückschlag« die Regel, was zu einem entsprechenden Rückfluss der Milch führt. Dies wird als das physiologische **Aufstoßen** nach der Trinkmahlzeit bezeichnet. Da die Speiseröhre durch das Zwerchfell zum Mageneingang gelangt, kann eine Reizung der distalen Speiseröhre, durch häufigen Rückfluss bedingt, zu Zwerchfellreizung, bekannt als kindlicher Schluckauf, führen. Im Laufe der physiologischen Reifung und der Ausbildung des erwachsenen, also seitlichen Mageneingangs (anatomisch bezeichnet als His'scher Winkel) kommt es zur Abnahme des Aufstoßens bis zum Alter von 6 Monaten. Somit ist also das kleinkindliche Aufstoßen und auch der regelmäßige Schluckauf ein normales Phänomen. Es wird als physiologischer Gastroösophagealer Reflux (GER) bezeichnet und bedarf keiner Therapie.

Von diesem zu unterscheiden ist die pathologische Form des Refluxes; diese wird als Gastroösophageale Refluxkrankheit (GERD) bezeichnet (Bishop, 2011). Bei übermäßigem Aufstoßen, also bei verstärktem und vermehrtem Reflux auch Stunden nach dem Trinken oder saurem Aufstoßen mit einer Reizung der Speiseröhre (Ösophagitis), kann Reflux zu einem störenden Phänomen werden. Er führt zu einem unangenehmen bis schmerzhaften Erlebnis der Nahrungsaufnahme und damit zu einem Stress für das Neugeborene. Es wird angespannt und weint rasch beim oder nach dem Trinken. Wir sprechen bei der einfachen Form vom **primären GERD**. Vom **sekundären GERD** sprechen wir, wenn der Reflux aufgrund einer erhöhten Körperanspannung des Kinds entsteht. Dabei wird durch den erhöhten Tonus der Muskeldruck auf den Magen verstärkt. Dies führt zu vermehrtem und störendem Aufstoßen, was wiederum die Anspannung des Kindes verstärkt. Die dritte Form ist der sog. **stille Reflux**. Dabei wird kein eigentliches Aufstoßen beobachtet, vielmehr zeigt das Kind vermehrte Episoden mit Schluckauf, Hüsteln in Liegeposition und Überstrecken bis zur Maximalform eines Arching. Diese Form entsteht, weil der Mageninhalt zwar in die Speiseröhre zurückfließt, dort aber im unteren Anteil bleibt und diesen reizen kann. Selten können kleine Mengen des Mageninhalts in die Bronchien gelangen, was zu einer Bronchialreizung oder gar refluxbedingter Bronchitis führen kann. Einige Kinder zeigen auch ein rasches Abbrechen des Trinkens sowie vermehrtes Weinen beim Trinken als Folge der entzündlich bedingten Reizung der distalen Speiseröhre. Solche pathologischen Zustände lösen bei Kinder vermehrtes Schreien aus, führen zu unruhigem Schlaf und können eine Fütterungsstörung auslösen. Die Behandlung des GERD werden wir im Kap. 6 näher ausführen.

Das genaue Verstehen dieser Zusammenhänge und die entsprechende Einteilung in normale und pathologische Formen von Reflux ist für die Eltern sehr wichtig. Dies auch im Zusammenhang mit der oben beschriebenen Unreife des nociceptiven Nervensystems. Gemeinsames Erklären und Verstehen ist Teil unseres Behandlungskonzepts der Information Therapy. Somit können die Eltern das körperliche Erleben des Säuglings nachvollziehen und mit uns gemeinsam die passende therapeutische Arbeit vornehmen.

2.2.4 »Dreimonatskoliken« und Milchunverträglichkeit

Sowohl in der medizinischen Literatur wie auch im Bewusstsein der Eltern sind »3-Monats-Koliken«, »Darmkoliken« oder »colicky baby« ein fester Begriff für die Unruhe und das Schreien von Säuglingen in den ersten drei Lebensmonaten. Wie im Kap. 2.2.1 ausgeführt, ist es aber in vielen Fällen ein Ausdruck der noch physiologischen Unreife des Säuglings, welcher nach neun Monaten Schwangerschaft funktionell und neurologisch unreif zur Welt gekommen ist. Wir bezeichnen daher diese drei Monate bildhaft als das 4. Trimenon der Schwangerschaft, um eben diese noch normalen Anpassungsprozesse als Teil der unreifen Kindsentwicklung zu begreifen. Dennoch sehen wir viele Kinder, welche gerade wegen dieser Anpassung mit der Verdauung der Nahrung vermehrte Probleme und Schmerzen haben. Als häufige Ursache gilt das Luftschlucken, die **Aerophagie.** Sie entsteht durch das vermehrte Ansaugen von Luft beim Trinken an der Brust oder der Flasche. In der Folge gibt es Blähungen, welche mittels Massage, Trinkanpassung und auch medikamentös behandelt werden. Eine andere Ursache sind gasbildende Darmbakterien, was zu schmerzbedingten Blähungen der Darmschlingen und zur Flatulenz führen kann. Die Zusammensetzung der mütterlichen Ernährung ist dabei von Bedeutung, da gewisse Nahrungsmittel zu vermehrter Gasbildung führen. Häufig wird von den Eltern auch eine Nahrungsmittelunverträglichkeit auf Milch, Ei oder andere Produkte vermutet. Daher wird hier beispielhaft die am häufigsten vermutete Ursache – die Kuhmilchunverträglichkeit – erläutert.

Wir unterscheiden zwischen drei Formen der Kuhmilchunverträglichkeit beim Säugling: die eigentliche **Kuhmilchproteinallergie**, die unspezifische nicht-allergische **Kuhmilchunverträglichkeit** und die **Lactoseintoleranz**, d. h. Unverträglichkeit von Milchzucker (Lasley & Hetherington, 2011). Für die Ätiologie, Pathophysiologie und Differentialdiagnose dieser Störungen verweisen wir auf die Fachliteratur ebenso für Diagnostik und Therapie seltener aber wichtiger Stoffwechselstörungen, welche zu ausgeprägten gastrointestinalen Symptomen führen können. Eine primäre Lactoseintoleranz zeigt sich meistens mit Durchfall, säuerlich stinkenden Stühlen, vermehrtem Erbrechen und im Verlauf stagnierendem Gedeihen. Die nicht-allergische Milchunverträglichkeit ist meist mit Symptomen wie vermehrtem Aufstoßen, Bauchkoliken und Unwohlsein verbunden. Dazu kommt länger andauerndes postprandiales Schreien ohne Gewichtsverlust. Eine Kuhmilchallergie zeigt sich mit einer raschen Rötung und Schwellung perioral, allenfalls generalisiertem Nesselfieber sowie Erbrechen und Durchfall. Die primäre, d. h. angeborene Lactoseintoleranz sowie die Kuhmilchallergie können mittels genetischem Bluttest bzw. RAST Testung im Blut oder einer Hauttestung zweifelsfrei diagnostiziert werden. Die Therapie ist dabei die Meidung des Auslösers, also des Milchzuckers oder des Kuhmilchproteins. Das geschieht bei stillenden Müttern mittels der entsprechenden Anpassung des Essverhaltens der Mutter, beim flaschenernährten Säugling durch entsprechende Anpassung der Pulvermilch. Leider ist eine eindeutige Diagnostik bei der nicht-allergischen Kuhmilchunverträglichkeit nicht möglich, sodass aufgrund der Symptome eine solche Störung angenommen werden muss. Auch hier ist die Therapie eine Auslassdiät, also das Meiden von Kuhmilchprotein. Dies wird im Kapitel 6 eingehend besprochen. Bei älteren Kindern, welche bereits Zukostnahrung erhalten, muss noch an weitere Nahrungsunverträglichkeiten gedacht werden: dabei kommen bei uns vorwiegend eine getreide- oder eibedingte Unverträglichkeit oder Allergie in Frage. Eine kinderärztliche oder gastroenterlogische Abklärung ist hier sinnvoll.

2.2.5 Geburtsverletzung als Ursache für vermehrtes Schreien: Claviculafraktur/Schädelhämatome und andere Frakturen

Ein Säugling, der sofort nach der Geburt durch vermehrtes Weinen auffällt, muss immer genau auf mögliche Geburtsverletzungen untersucht werden. Bei erschwertem Geburtsmechanismus können diese rasch auftreten und führen zu vermehrten Schmerzen in gewissen Lagerungen oder Haltungen. Zu diesen gehört die recht häufig auftretende **Fraktur der Clavicula** (Schlüsselbein). Sie heilt innert kurzer Zeit von selbst, kann aber über mehrere Wochen schmerzhaft sein. Wird sie nicht erkannt und der Säugling immer an der Schulter gehalten, führt dies zu einer ungewollten Traumatisierung und in der Folge zu einer Schmerzkonditionierung. Besser sichtbar sind äußere Schwellungen und Hämatome insbesondere im Schädelbereich. Klassisch ist hier natürlich eine Verletzung durch Anlegen der Saugglocke bei der Vakuumextraktion. Normalerweise imponiert eine leichte Schwellung des Subcutangewebes mit einem sog. Caput succedaneum ohne starke Schmerzen. Wenn es aber zum Abrutschen oder prolongierter Geburtsentwicklung mit entsprechender Anwendung physikalischer Scherkräfte kommt, kann es hier auch zu größeren Blutungen wie einem **Kephalhämatom** oder gar einem subgalealem Hämatom kommen. (s. Tabelle) Eher selten ist eine assoziierte Schädelfraktur. Diese Kinder sind je nach Kopflagerung noch über längere Zeit schmerzempfindlich und brauchen entsprechend angeleitete Lagerung und eine adäquate Schmerztherapie.

Diagnose	Lokalisation
Caput succedaneum	*Subkutangewebe oberhalb der Galea aponeurotica*
Subgaleatisches Hämatom	*Spaltraum zwischen Galea aponeurotica und Periost*
Kephalhämatom	*Spaltraum zwischen Periost und Knochen*

2.2.6 Neuromuskuläre Gründe

In den letzten Monaten der Schwangerschaft wird es für das Ungeborene im mütterlichen Umfeld etwas eng. Einige Kinder liegen über längere Zeit in der gleichen Position im Becken der Kindsmutter, andere können sich besser bewegen. Alle natürlich geborenen Kinder müssen im Rahmen der Geburt mehr oder weniger einfach die Bewegung durch den anatomisch vorgegebenen Geburtskanal machen. Dies erfordert aufgrund der kindlichen Anatomie (Schädel, Schulter, Becken) eine rasche Rotationsbewegung unter der Geburt. Diese beiden Umstände können zu neuromuskulären Einschränkungen und damit schmerzhaftem Bewegungsmuster führen, welche beispielsweise beim kindlichen Schiefhals, dem nicht-lagerungsbedingten Plagiocephalus und KISS-Syndrom auftreten.

Beim **Schiefhals** zeigt das Neugeborene eine Asymmetrie der Kopfhaltung mit gut sichtbarer und persistierender Schräglage sowie einer Rotationseinschränkung des Kopfs. Bewegungen im Kopfbereich sind schmerzhaft und führen zu vermehrter Unruhe und Weinen. Ursächlich ist eine leicht verkürzte Muskulatur der Halsmuskulatur häufig durch die eingeschränkte intrauterine Lage verursacht. Gelegentlich kann auch eine geburtstraumatisch bedingte Muskelschädigung mit Muskelriss und -einblutung gefunden werden. Die schmerzbedingt erfolgte Schonhaltung des Kopfes führt bei noch weichen Schädelnähten zu einer Verformung des Schädels mit einseitiger Abflachung des Hinterkopfs, dem gut sichtbaren Plagiocephalus. Davon abzugrenzen sind Bewegungseinschränkungen mit Einbezug der Gelenke, welche auch als KISS-Syndrom bekannt sind.

Unter der **Kopfgelenk-induzierte Symmetrie Störung** (KISS) versteht man im klassischen Fall eine eingeschränkte Beweglichkeit der obersten zwei Halswirbel und eine schmerzhafte Einschränkung der Kopfbewegung. Zu einer Einschränkung der Wirbelbeweglichkeit kann es auch bei anderen Wirbelgruppen kommen. Die klinische Untersuchung zeigt den federnden Widerstand bei Rotation des Kopfs mit deutlich eingeschränkter, einseitiger Rotationsbewegung des Schädels. Klinisch fallen diese Kinder mit diversen Symptomen auf, wie in der folgenden Tabelle zusammengefasst.

Jedes Schreibaby muss zwingend auf solche Ursachen des Schreiens untersucht werden. Die Diagnostik und Behandlung erfolgt einerseits mittels erfahrener Physiotherapie und Osteopathie, andererseits mittels manueller Therapie. Die nicht erkannte und adäquat therapierte Störung der Nackenmuskulatur und kontinuierlich schmerzbedingte Einschränkung der Kopfbeweglichkeit haben einen erheblichen Einfluss auf die senso-motorische Entwicklung der Kinder und kann die psychomotorische Entwicklung langfristig beeinträchtigen. (s. a. Kap. 2.2.7)

Mögliche Symptome des KISS-Syndroms
Kopfschiefhaltung mit langsamer Verformung am Hinterkopf oder deutliche Überstreckungstendenz
Lageasymmetrie und Seitenbevorzugung
Trinkauffälligkeiten
Motorische Unruhe und Schreiattacken
Verdauungsprobleme und Schlafstörungen
Verzögerung der Kopfkontrolle
Asymmetrische Bewegungsmuster von Armen und Beinen

2.2.7 Schluckassoziierte Schmerzen

Häufig sehen wir Säuglinge, welche schon nach wenigen Schluckversuchen unruhig werden, sich wegdrehen und zu weinen beginnen. Neben der Suche nach einer GERD-bedingten Ösophagitis ist auf eine muskuläre Ursache aufgrund der Reizung der Nackenmuskulatur zu achten. Die Nackenmuskulatur besteht aus einem dorsalen, gut palpablen und einem tiefer gelegenen, ventralen Anteil. Letzterer wiederum ist direkt verbunden mit der Schluckmuskulatur, da diese im gleichen Bereich an die Halswirbelkörper ansetzt. Die Nackenmuskulatur hat neben der motorischen eine bedeutende tiefensensorische Funktion. Sie ist also nicht nur für die Nacken/Halsbewegung zuständig, sondern auch für das Gefühl der Positionierung des Halses und Kopfs und auch eben der Schluckmuskulatur. Das bedeutet, dass bei einer motorischen Einschränkung der Halsbeweglichkeit nicht nur die sichtbare Bewegung eingeschränkt ist. Es kommt zu einer schmerzbedingten Anpassung von Verhaltensmustern des Säuglings. Sichtbar wird dies durch die entsprechende Hypersensibilität diverser Hautbereiche, Veränderung von motorisch bedeutsamen Stell- und Lagereflexen des Säuglings sowie einem auffälligen Schluckmuster bzw. schmerzhaft bedingter Einschränkung des Trinkens bei Säuglingen. Eine gelenksinduzierte Störung wie das bereits besprochene KISS-Syndrom kann Ursache sein und muss gesucht werden. Die Zusammenarbeit mit entsprechend ausgebildeteten manuellen Therapeuten, Chiropraktoren, Osteopathen oder Kraniosakraltherapeuten ist dabei sehr hilfreich. Wir stellen auffällige Säuglinge immer unseren erfahrenen und in Osteopathie ausgebildete Physiotherapeutinnen vor oder weisen sie an einen manuellen Therapeuten weiter.

2.2.8 Chirurgische Gründe: Hernien, Invaginationen und Hair-Torniquet-Syndrom

Unter Hernien verstehen wir einen Durchtritt von Bauchinhalt – also meistens Darm, seltener auch z. B. Ovarien durch eine muskuläre Schwäche in der Bauchwand gegen außen. Je nach Lokalisation werden die Hernien als Inguinal-, Nabel- oder Zwerchfellhernie bezeichnet. Die Inguinalhernie tritt bei Säuglingen insbesondere bei Frühgeborenen häufig auf und wird vor allem beim Schreien beobachtet – *man muss aber dazu die Windeln öffnen,* um sie zu sehen! Meist macht die Hernie selbst nicht weh und ist Folge des erhöhten intraabdominalen Drucks, welche zum Austritt von Darm in den physiologisch noch vorhandenen Bruchsack führt. Sobald sich der Druck beim Schreien anderer Ursache wieder normalisiert hat, verschwindet die Hernie und der sogenannte Bruchsack ist leer und man sieht dann die Hernie nicht mehr. Bleibt der Darm oder bei Mädchen das Ovar in der Inguinalhernie eingeschlossen und kann nicht reponiert werden, reden wir von einer inkarzerierten Hernie, welche längeres Schreien verursacht und notfallmäßig behandelt werden muss. Eine gut reponierbare Hernie ist eigentlich nie Ursache für längeres und andauerndes Schreien, kann aber damit verbunden gehäuft auftreten. Sie sollte entsprechend diagnostiziert und chirurgisch behandelt werden.

Gelegentlich kann es bei Säuglingen und Kleinkindern auch zu Veränderungen im Darmbereich kommen, welche starke Schmerzen verursachen können. Dazu gehören die Invagination, also die Einstülpung von einem Darmanteil in ein vorhergehendes oder nachstehendes Segment. Dies wird ausgelöst durch eine (Hyper-)Stimulation der normalen Propulsionsbewegung des Darms. Selten ist die Ursache in dieser Altersgruppe eine Leitstruktur, wie ein Meckel-Divertikel. Eine ähnliche Symptomatik kann durch eine Darmverdrehung entstehen, einem Volvulus. Dabei dreht sich der der Darm um seine Achse und es kommt zu einer verminderten Blutversorgung dieses Darmabschnitts. Typischerweise zeigen diese Kinder ein intensives Schreien in kürzeren Zeitintervallen von 15–30 Minuten mit starkem Schwitzen und Erschöpfung, dazwischen auffallend ruhige Phasen. Bei längerem Andauern kann es zu Erbrechen und blutigen Stühlen kommen. Schreicharakter und -dauer unterscheiden sich deutlich vom essentiellen Schreien ohne erkennbare Ursache.

Das Hair-Torniquet-Syndrom ist eine seltene, aber eindrückliche Ursache für länger andauerndes Schreien. Dabei umschließt ein – meist mütterliches – Haar einen Finger oder Zeh und führt zu einer schmerzhaften Stauung dieses Fingers/Zehs, seltener auch zu verminderter Blutversorgung. Gleich wie bei den Hernien gilt es, bei der klinischen Untersuchung des Kinds auch gut auf Hände und Füsse zu schauen und kurz an eine solche leicht behandelbare Ursache von schmerzbedingtem Schreien zu denken.

2.2.9 Kardiologische Gründe

Das Erkennen spezieller Herzfehler, welche zu vermehrtem Schreien bei Säuglingen führen, ist tatsächlich sogar für den Spezialisten schwierig. Die meisten Herzfehler zeigen sich nicht mit vermehrtem Schreien. In seltenen Fällen kann es aber durch einen Fehlabgang der Herzkranzgefäße zu einer verminderten Durchblutung der Herzmuskulatur kommen (z.B. ALCAPA Syndrome = Anomalous Left Coronary Artery from the Pulmonary Artery). Dies führt bei vermehrter Anstrengung des Kindes, beispielsweise beim Trinken, zu einer lokalen Ischämie und dadurch klinisch zum Trinkabbruch und vermehrtem Weinen des Kinds. Meist sind dann auch Herzinsuffizienzzeichen wie vermehrtes Schwitzen und Atemnot oder anstrengungsinduzierte Symptome vorhanden, sodass nach einer solchen Ursache gesucht wird. Die Behandlung findet dann beim Spezialisten statt.

2.2.10 Hypersensibilisierte Kinder

Gelegentlich erleben wir Säuglinge, die aufgrund eines spezifischen, aber eigentlich nicht schmerzhaften Reizes zu weinen beginnen. So weinen sie bei leichter Bewegungsänderung, normalem Kleiderwechseln oder auch einfach beim Ausziehen, zum Beispiel beim Wickeln. Nach Ausschluss einer körperlichen Ursache finden wir nicht selten eine endogene, häufig taktile Hypersensibilisierung im Sinne einer Hyper- oder Dysästhesie. Das Kind reagiert ungewohnt empfindsam auf Stimuli, die es als störend oder gar schmerzhaft empfindet. Vergleichbar ist diese Sensation mit dem schmerzhaft-nadelstichartigen Gefühl, welches wir nach Exposition von unterkühlten Händen an die Wärme empfinden. Auch gibt es Kinder, die bei leicht trockener Haut, diese als sehr juckend erleben, das Gefühl aber nicht einordnen können und somit unruhig bleiben. Ferner gibt es Säuglinge, welche das Nacktsein auf der Wickelkommode als unangenehm oder schmerzhaft empfinden, weil schon ein kleiner Luftzug diese Sensation auf der Haut auslösen kann. Ein ähnliches Phänomen wird auch beim Baden des Babys beschrieben: »Es schreit nur, wenn wir es baden!« Dabei kann neben der Temperatur und der Konsistenz des Wassers auch der ungewohnte Druck beim Halten des Kinds dieses Gefühl auslösen. In den allermeisten Fällen normalisiert sich diese Sensibilitätsproblematik innerhalb weniger Monate.

Die entsprechende Wahrnehmung und die adäquate Information der Eltern – also Information Therapy – führt in vielen Situationen zu einem besseren Verständnis und dadurch zu einer Beruhigung der Situation. Eltern können so der langsamen kindlichen Anpassung an die neue Umwelt die notwendige Zeit geben. Eine Ausnahme bilden Kinder mit frühkindlicher Autismusstörung. Diese nehmen taktile Reize bereits postpartal oft als Dysästhesie oder Hyperästhesie war, und diese Reize werden auch bei betroffenen älteren Kindern weiterhin unfiltriert wahrgenommen.

2.2.11 Schütteltrauma

Natürlich darf die Möglichkeit eines Schütteltraumas als Ursache für vermehrtes Schreien gerade in einer Schreibabysprechstunde nicht vergessen werden. Die Ursache ist ein heftiges »Schütteln« des Kinds, wobei der Kopf rasch vorwärts und rückwärts bewegt wird. Es kommt dann zu gefährlichen Einblutungen kleinerer Blutgefässe im Gehirn (insbesondere der Brückenvenen), welche zu einer schweren neurologischen Beeinträchtigung des Kindes führen können. Ursache ist das übermäßige, unstillbare Schreien eines Säuglings, welches die Eltern dazu bringt, das Kind einfach »ruhigzustellen« oder eben genauer »ruhig zu schütteln«. Diese gefährliche Maximalform der hyperkinetischen Ruhigsstellung kann zu auffällig schrillem und ungeklärtem Schreien führen. Bei Verdacht muss eine entsprechende medizinische Abklärung mit Einbezug einer augenärztlichen Untersuchung mit Frage nach einer retinalen Einblutung und MRT-Bildgebung zum Ausschluss einer intrakraniellen Blutung zeitnah erfolgen.

2.3 Konzeptuelle Grundlagen zur Regulationsstörung

2.3.1 Ernährung und Verhalten – »Am I a good animal?«

So wie für den Säugling die Befriedigung seiner basalen Bedürfnisse essentiell für sein Überleben ist, so ist es für das Selbstwertgefühl der Mutter sehr wichtig, dass sie sich kompetent in der Stillung dieser Grundbedürfnisse erlebt. Jede gesunde Mutter oder mütterliche Bezugsperson will die Grundbedürfnisse ihres Säuglings adäquat befriedigen können, und wenn dies nicht gelingt, kann sie stark verunsichert werden. Verweigert das Kind die Brusternährung oder kann der Körper der Mutter nicht genügend Milch produzieren, dann führt dies bei vielen Müttern zu einer »In-Frage-Stellung« ihres mütterlichen Daseins.

»Am I a good animal?«, ist dann die bedeutungsvolle Frage, die sich die Mutter stellt. Genauer erklärt geht es bei dieser Frage darum, »... kann ich meine biologisch vorgesehenen mütterlichen Schutz- und Ernährungsfunktionen, insbesondere die des Stillens, richtig wahrnehmen und auch umsetzen«. Die erfolgreiche Ernährung des Säuglings ist also eine Basiskompetenz des mütterlichen Seins. Wenn diese nicht gelingt, wird jede gesunde Mutter alles Mögliche versuchen, um eine Besserung zu erreichen. Dazu braucht sie empathische, gut tröstende Gespräche mit dem Partner, weiteren Bezugspersonen und professionellen Helfern. Die Lösungsansätze bei ungenügendem Stillen sind vielfältig – Anpassung der Stillzeiten, der Stillpositionen, Stimulation der Laktation, Umstellung auf abgepumpte Milch oder auch Zugabe bzw. Ernährung mit Pulvermilch. Kann die Mutter diese Maßnahmen annehmen und umsetzen und in der Folge gedeiht ihr Kind, dann wird sie sich als kompetente Mutter erleben. Bleiben die Schwierigkeiten bestehen, dann wird die verunsicherte Mutter nicht selten zwanghaft eine Lösung suchen, um ihr Kind und auch »sich selbst« zu retten. In einem solchen Fall kann das Weinen des frustrierten Säuglings von Mutter, aber auch vom Vater, als eine »An-klage« des eigenen Unvermögens erlebt werden. Im ungünstigsten Fall kann dieses Weinen zu einem »feindlichen« Schreien werden, welches in ihnen unerwartete und ungewollte aggressive Gefühle gegen das Baby hochkommen lässt und sie somit auch stark verunsichert.

Wieso diese dramatische Schilderung? Weil wir in der Beratung immer wieder diese *grundlegende Kompetenzerschütterung* antreffen und diese häufig nicht als solche wahrgenommen und ausgesprochen wird! Immer wieder erleben wir Mütter, die auch kleine, aus äußerer Sicht sinnvolle Änderungsvorschläge des Stillens oder der Ernährung ihres Säuglings nicht hatten umsetzen können. Häufig sind bereits der Partner oder andere Familienmitglieder mit ihren Vorschlägen gescheitert, und es ist zu Spannungen zwischen den Eltern gekommen. Derartige Situationen stellen auch für uns eine größere Herausforderung dar, es gilt nämlich, diese Beratungsresistenz auszuhalten, das Grundproblem zu erkennen und dann vor dem Einleiten weiterer Maßnahmen dieses grundlegende Thema mit Mutter und Vater aufzuarbeiten.

Fallbeispiel Frederic

Familie P. wird mit dem vier Monate alten Frederic von der Mütterberaterin zugewiesen. Die Mutter sei mit den Kräften am Ende. Der kleine Frederic sei fast ständig an der Brust, und die Mutter komme seit Monaten nicht zum Schlafen. Alle Versuche, die Ernährungssituation zu verändern und den Vater vor allem auch nachts für die Betreuung des Kindes zum Zuge kommen zu lassen, seien wegen der Bedenken der Mutter gescheitert. »Weil Frederic die Milch braucht«, meint die Mutter, welche auch bei uns in der Sprechstunde auf das erste Zeichen der Unruhe den kleinen Frederic sofort ansetzt. Dieser trinkt tatsächlich ca. eine Minute, um dann aber nuckelnd an der Brust einzudösen. Die Mutter berichtet über vielfache Stillberatungen, einer gut erlebten Begleitung durch die Hebamme und die engagierte Mütterberaterin. Alle Versuche, die Stillmahlzeiten auszuweiten, seien daran gescheitert, dass Frederic die Brust immer wieder gesucht und »eingefordert« habe. Der Vater sitzt während der Anamnese stumm und fast passiv auf seinem Stuhl und meint auf Nachfragen, dass er in dieser Situation sowieso nicht hilfreich sei, da er ja nicht stillen kann. Im Laufe der Anamnese berichtet die Mutter, dass Frederic eine Mangelgeburt (small for gestational age) war und es wegen fehlendem Gedeihen schon in der 35. SSW zu einem Kaiserschnitt kam. Sie habe eine Plazentainsuffizienz gehabt, und möglicherweise hätte Frederic den Stress einer normalen Geburt gar nicht überlebt. In der Neonatologie habe man ihm wegen einer Hypoglykämie (Unterzuckerung) behandeln müssen, und er sei auch noch länger zugeschöppelt worden. Glücklicherweise konnte sie stillen, und Frederic habe sein Untergewicht aufgeholt. »Das war aber schon ein schwieriger Moment, kann ich mir vorstellen, als Ihnen mitgeteilt wurde, dass Ihr kleiner Sohn im Bauch nicht mehr wächst – und dann nur der Kaiserschnitt ein Ausweg ist«, kommentierte Egon. Die Mutter wird ganz still: »Ja, der kleine Frederic ist ja fast verhungert und hätte nicht einmal die Geburt überlebt« – wir schweigen eine Zeit lang und dann setzt die Mutter fort – »Ja, diese Verunsicherung ist immer noch sehr präsent, wenn er heute schreit und ich nicht sicher bin, ob er genügend zu Essen bekommt«.

Dieses einfühlsame Eingehen auf die Kränkung und die schwere Verunsicherung, die die Mutter schon während der Schwangerschaft erlebt hatte, war wichtig. Zusammen mit beiden Eltern verarbeiteten wir diese Verunsicherung der mütterlichen Grundkompetenz. Dadurch wurde auch dem Vater klar, dass er nicht »inkompetent« sei, aber in der Wahrnehmung der Mutter nur sie selbst »die Verpflichtung« habe, für Frederics Ernährung zu sorgen. Beide Eltern konnten nun diese Gefühle und ihre Reaktion darauf einordnen, und danach war es der Mutter schrittweise möglich, die bereits von der Mütterberatung vorgeschlagenen Regulationsmassnahmen umzusetzen. Frederic konnte in der Nacht dem Vater überlassen werden, welcher ihn mit Tee und abgepumpter Milch beruhigen und auch adäquat ernähren konnte.

2.3.2 Bedeutung des unstillbaren Schreiens für Bezugspersonen

In den ersten Lebensmonaten ist Weinen für den Säugling das entscheidende Kommunikationsmittel, um seinen Eltern oder anderen Bezugspersonen seine Bedürfnisse mitzuteilen. Wie bereits beschrieben (Kap. 2.2.1), kann dieses kurzzeitige Schreien durchaus unterschiedliche Gründe haben. So weint oder meldet sich der Säugling, wenn er Hunger hat, ihm zu kalt oder heiß ist, sich alleine oder verlassen oder sich aufgrund voller Windeln unwohl fühlt. Nachdem die Bezugsperson das Problem erkannt und gelöst hat, wird der Säugling sich wohlfühlen und dies zeigen, indem er lächelt, sich interessiert seiner Pflegeperson zuwendet oder leicht erschöpft in den Schlaf fällt. Diese gelingende Umsorgung des Säuglings ist u. a. eine Folge des postnatal physiologischen Anstiegs des Bindungshormons Oxytocin. Dieses lässt Eltern sensibel auf ihr eigenes Kind reagieren, und sie können die Bedürfnisse des eigenen Kindes gezielt wahrnehmen und beantworten.

Empfindet der Säugling aber trotz engagierter elterlicher Betreuung immer wieder Unwohlsein oder Schmerzen, dann findet er nicht in eine entspannte Situation zurück. Es kommt zu länger andauerndem Weinen oder gar unstillbarem Schreien ohne Möglichkeit der adäquaten Selbst- und Fremdberuhigung. Die Eltern werden dann nach behandelbaren körperlichen Ursachen suchen, aber somatische Gründe sind häufig nicht vorhanden. Wenn diese Eltern über kürzere oder längere Zeit das hilflose und nicht einordnungsbare Schreien ihres Kindes erleben, dann geraten sie selbst in eine eskalierende Stresssituation. Das nicht-beruhigbare Schreien ihres Kindes führt zu einer Form der elterlichen Konditionierung: sie sind schon bei jedem Schreien in der Erwartungshaltung, dass dieses andauert und sie diesem ausgesetzt bleiben. Auch vergangenes Schreien der letzten Wochen schrillt im Kopf mit und macht so das aktuelle Weinen unerträglich. Bereits ein kleines Wimmern oder nur ein kleiner Laut kann diese Anspannung triggern und – hier wird es nun dramatisch – zu einer übermäßigen elterlichen Anspannung führen. Wir bezeichnen diese ungünstige Situation als *»Bumerang«-Effekt* der elterlichen Sensibilisierung. Das Feinfühligkeitsgefühl für das eigene Kind wird zu einer kontinuierlichen Stressquelle für die Eltern, und der schreiende Säugling kann von Eltern richtiggehend als »Verfolger« wahrgenommen werden. Ein »Verfolger«, der durch sein ständiges Schreien Mutter und Vater dazu bringt, dass sie sich als unfähige Pflegepersonen erleben. In der Folge kommen sie nicht mehr dazu, ihren eigenen elementaren Bedürfnissen für Ernährung, Schlaf, Körperpflege und Bewegung nachzukommen und geraten selbst in eine Dysregulation. Diese elterliche Dysregulation – insbesondere der Schlafentzug – führt dann zu einer *folterähnlichen Situation* mit totaler körperlicher und emotionaler Erschöpfung. Die Eltern sprechen vom sog. »Survival Modus«. Das Leben ist nur noch ein Funktionieren. An ein entspanntes Beruhigen des Kinds ist nicht mehr zu denken. Nicht selten berichten die Eltern, dass sie das Schreien auch dann »hören«, wenn das Kind gar nicht schreit, was zu einer *Triggerung sine Trigger* führt. Bei derart erschöpften Eltern-Kind-Systemen können eigene Ressourcen, aber auch die Annahme von Hilfe von außen nicht mehr aktiviert werden. Die Eltern und auch das Kind sind in Gefahr, dass es zu einem »Filmriss« kommt, die Eltern unwillentlich in der Überforderung das Kind »ruhig schütteln« oder es in eine gefährdende Situation bringen. In dieser Situation sind stationäre Maßnahmen notwendig.

Fallbeispiel Simon

Familie S. stellt sich mit dem 8-wöchigen Simon wegen unstillbarem Schreien in unserer Sprechstunde vor. Uns ist zunächst nicht klar, wer die Eltern sind, da der Vater schon älter und die Mutter eher jung ist. Der Vater kommt aus Schweden, *während die Mutter aus* Japan stammt. Beide leben seit mehreren Jahren in der Schweiz. Simon liegt in den Armen des Vaters und der ist fürsorglich, ja besorgt beschäftigt, ihn mit sanftem Schaukeln ruhig zu halten. Die Mutter ist offensichtlich erschöpft und berichtet über »Horror« und ein Kind, welches sämtliche Betreuungspersonen an den Rand getrieben habe – sie hatten für eine Monat eine erfahrene Nanny aus Japan (dies sei dort so der Brauch), welche die Mutter in allem unterstützt habe, sodass diese eigentlich nur stillen und schlafen konnte. Auch die Eltern der Mutter seien da gewesen. Alle seien aber ratlos, da Simon trotz regelmäßigem Stillen, kontinuierlicher Fürsorge, ärztlicher und therapeutischer Kontrolle täglich über Stunden derart schrill weine, dass sie alle aufgegeben hätten. Sämtliche therapeutischen Maßnahmen inkl. Ernährungsanpassung der Mutter, Osteopathie, TCM Therapie, diverse Medikationen, Entlastung durch Fachpersonen hätten nichts gebracht. Während des Gesprächs ist Simon einigermaßen ruhig in den Armen des Vaters und wird dann durch die Mutter gestillt. Danach führe ich (R.G.) die medizinische Untersuchung durch, welche einen gesunden und gut gediehenen Jungen zeigt. Der Grundtonus ist erhöht, und es kommt dann plötzlich und ohne eigentlichen Grund auf eine leichte Berührung hin zu dem »bekannten« Schreien. Auch mir gelingt es nicht, den kleinen Simon zu beruhigen, und er wird erst nach erneutem Ansetzen bei der Mutter still. Danach kann er *für den Rest des Gesprächs in andauernd* schaukelnder Bewegung einigermaßen ruhig schlafen. Gegen Ende des Gesprächs fragt mich der Vater: »Ist er jetzt eigentlich still?« Ich schaue ihn ungläubig an – Simon liegt ja in den Armen der Mutter und schläft. »Ja, wissen sie, ich höre ihn gerade schreien und ich kann meinen eigenen Sinnen nicht mehr vertrauen!« Der Vater berichtet dann, dass er zwar sieht, dass Simon in den Armen der Mutter schläft, aber dass er erlebt, dass er weiterhin schreit und dies für ihn nicht mehr aushaltbar sei. In dieser außergewöhnlich getriggerten Situation hat erst ein drei*wöchiger stationärer Aufenthalt in* einer Mutter-Kind-Station zu einer Beruhigung der Situation für Eltern und Kind geführt.

2.3.3 Fehlende Übergänge und der Begriff des »digitalen« Kindes

Die Entwicklung und der Aufbau der Selbstregulationskompetenz eines Babys ist grundsätzlich davon abhängig, dass Eltern die Reize, die das Baby erlebt, passend wahrnehmen und begleiten können. So kann zum Beispiel das Hungergefühl langsam anschwellen und dann so stark anwachsen, dass ein Schwellenwert überschritten wird und der Säugling sich in ein heftiges Schreien hineinsteigert (Stern, 1995b, S. 21–42). Ähnliches gilt für das Schlafbedürfnis: der Schlafdruck nimmt zu, und das Kind fällt in eine Schlafphase. Manchmal geht es gut, dann aber kann dieser Moment »verpasst« werden, und die Eltern können das »übermüdete« Kind kaum noch beruhigen. Wir stellen also fest, dass Säuglinge für den gelingenden Übergang von einem zum nächsten Aktivitätsstatus eine einfühlsame, co-regulative Unterstützung der Eltern brauchen. Diesen kontinuierlichen Wechsel von einem Status zum Nächsten bezeichnen wir bildhaft als »analog«. Der Begriff ist der Signaltechnik entliehen, die von analogen und digitalen Signalen spricht. Ein analoges Signal beschreibt ein kontinuierliches Mitschwingen, eine Variation. Diese bewegt sich wellenförmig (oder sinuslinienförmig) in stetem Auf- und Abstieg. Der Übergang von einem oberen zu einem unteren Wert ist daher fließend. Dies im Gegensatz zu einem digitalen Signal, welches als diskrete Einheit in binärer Form – also sprunghaft von einem Wert zum anderen – dargestellt wird.

Immer wieder beobachten wir Säuglinge, welche aus dem Nichts von einem Aktivitätsstatus in den nächsten Wechseln: aus totaler Ruhe in eine hochangespannte Schreiphase, dann wieder unerwartet zurück in eine Ruhe- oder gar eine Schlafphase. Dazu gehört auch die Beschreibung, dass diese Kinder plötzlich einschlafen, scheinbar »aus Erschöpfung«. Diesen Kindern fehlt der Übergang, sie erscheinen uns schematisch als »digital« – also ein plötzliches Ändern des Aktivitätsstatus ohne fließende Übergangszeit. Ihnen fehlt die innere Zeit zur Anpassung, also die Zeit zur Selbstregulation. Die Ursachen sind unterschiedlich: kindliches Temperament, falsche Passung oder auch angelerntes Verhalten (durch »Verpassen«). Die Wahrnehmung einer solchen Störung ist für Therapeuten und Eltern wichtig, denn dann ist ein wichtiger Teil der gemeinsamen Regulationsarbeit das Ermöglichen und gemeinsame Erleben von kontinuierlichen Übergängen.

KAPITEL 3

Die Sensibilität der Eltern – Der Weg vom Paar zur Familie

3.1 Das Elternwerden als Herausforderung für die Paarbeziehung

Ungelöste Konflikte des Paares als Bedrohung für das Bindungssystem

> *»Als Eltern müssen sich Erwachsene nicht nur in Bezug auf das Kind, sondern auch zueinander neu bestimmen. Auch dies kann zu einem krisenhaften Prozess werden.«*
>
> (Schülein, 2002, S. 177)

J. A. Schülein, Professor für Soziologie an der Wirtschaftsuniversität Wien und früherer Präsident der Sigmund-Freud-Gesellschaft, beschreibt die Übergänge der Paarbeziehung zum Leben mit dem Kind. Welche Risiken und Chancen sich dabei auftun, ist sein Thema. Über diese Risiken müssen wir uns informiert haben, damit wir vorbereitet sind für das Auffangen von frustrierten Elternpaaren. Zum Beispiel kann eine werdende Mutter schon während der Schwangerschaft vom Vater enttäuscht worden sein und sich emotional verlassen fühlen. Solch eine Entfremdung in der Paarbeziehung während der Schwangerschaft kann den Geburtsprozess belasten. Die Mutter verkrampft sich und kann nicht loslassen, und es kommt zu einem schwierigen Geburtsverlauf.

Fallbeispiel Juliane

Juliane war ungewollt schwanger geworden und hatte das dritte Kind unbedingt behalten wollen. Max hielt die Familienerweiterung für einen großen Fehler. Er konnte seine schwangere Frau vor lauter Ärger darüber, dass sie sich gegen einen Abbruch entschieden hatte, fast nicht mehr anschauen und flüchtete sich in mehr Arbeit. Kurz vor der Geburt nahm er sich noch eine Auszeit von der Familie und feierte ein paar Tage lang mit Freunden in einer von ihrem Wohnort weit

entfernten Stadt. Er kam übernächtigt und noch angeschlagen durch den Alkoholkonsum fast zu spät zur Geburt.
Juliane war sehr enttäuscht und auch wütend auf Max. Die beiden waren in der ersten Zeit nach der Geburt gar nicht in der Lage, solidarisch sich um die unruhige Mia zu kümmern.
Unsere genauere Anamneseerhebung führte uns zu diesem wichtigen Punkt der Entfremdung, die in der Schwangerschaft begonnen hatte.
Es brauchte dann eine sehr intensive Aussprache zwischen den beiden, die von mir (E. G.) moderiert wurde. Erst danach konnte Juliane Max wieder als Partner akzeptieren, der sie fortan unterstützte und seine Vaterrolle für die kleine Mia einnahm.

3.2 Entfremdung und Vereinsamung schon in der Schwangerschaft

Was kann dem Mann auf seinem Weg hin zu einer reifen Vaterschaft in die Quere kommen? Im ersten Drittel der Schwangerschaft kann der nicht gut vorbereitete Mann durch die Stimmungsschwankungen seiner Frau, ausgelöst auch durch die biochemischen Veränderungen, irritiert und frustriert werden. Die biochemische Veränderung, die die Frau zu Beginn der Schwangerschaft erlebt, kann bei ihr Stimmungsschwankungen auslösen, und sie erlebt den Beginn des Mutterwerdens nicht nur als tolle neue Erfahrung. Sie kann bereits früh ambivalente Gefühle gegenüber dem Mutterwerden entwickeln. Der Mann fällt aus allen Wolken, findet alles unfair und ungerecht, fühlt sich betrogen! Ein »Drohnengefühl« (vgl. Garstick, 2013) schleicht sich bei ihm ein. Der Mann fühlt sich ausgenutzt und versteht die Welt nicht mehr. Es besteht Fluchtgefahr! Er zieht sich gekränkt zurück. Nun besteht die Gefahr, dass er für die anstehenden wichtigen Aufgaben, wie die Unterstützung seiner Partnerin in der Babypflege, dem Beschützen der Mutter-Kind-Beziehung im Sinne von Daniel Stern (vgl. Stern, 1995a) und für die ebenso wichtigen Triangulierungsprozesse in der weiteren Entwicklung des Kindes ausfällt. Wenn die positive väterliche Rolle in der Familie fehlt, droht eine Gefährdung der gesunden bio-psycho-sozialen Entwicklung des Kindes und der Existenz einer Familie als lebendiger Entwicklungsraum.

Im 2. und 3. Drittel der Schwangerschaft seiner Frau kann der Mann durch den »mächtigen« Körper der schwangeren Frau irritiert werden. Immer wieder erfuhr ich (E. G.) in Gesprächen mit Männern, dass sie schon im ersten Drittel der Schwangerschaft das sexuelle Begehren gegenüber ihrer Frau aufgegeben hätten. Auf der anderen Seite berichten viele Frauen, dass sie nach dem überstandenen ersten schwierigen Drittel ihr neues Körpergefühl auch genossen und wieder Lust auf Sexualität empfunden hätten. Sexualität mit einer schwangeren, mütterlichen Frau kann aber manchmal Männern unpassend erscheinen und dann kränken sie mit ihrer Zurückhaltung ungewollt ihre Frauen.

Diese Veränderungen im körperlichen und seelischen Erleben mit ihrem Einfluss auf das Liebesleben der Paare wird immer noch in unserer Gesellschaft, die sich so aufgeklärt vorkommt, tabuisiert. Wenn die Paare sich nicht liebevoll und gegenseitig respektierend über ihr verändertes Erleben austauschen können, besteht die Gefahr, dass sich die Männer zu sehr emotional aus der Beziehung zu ihrer Partnerin zurückziehen und die werdende Mutter sich einsam und emotional verlassen erlebt.

Es drohen also die Migration des Mannes und emotionale Einsamkeit der werdenden Mutter. Eine solche tiefgehende Einsamkeitserfahrung der Mutter während der Schwangerschaft kann nach der Geburt zu Problemen in dem Beziehungsaufbau zum Baby führen (Henziger, 2020). Sie braucht dieses Sich-sicher-fühlen-Können in der Beziehung mit dem Partner, von dem sie sich als Frau begehrt fühlt und in ihrer mütterlichen Potenz anerkannt erleben möchte. Indirekt braucht auch das Baby diese tragfähige Beziehung zwischen seinen Eltern.

Die Beziehung zum Vater

Ursula Henzinger, Dip.-Päd., Humanethologin, ist Leiterin eines Vereins in Tirol, der sich für die Ausbildung von Fachleuten und Begleitung von Eltern rund um die Geburt engagiert. In ihrem 2020 erschienenen Buch »**Stillen** – Kulturgeschichtliche Überlegungen zur frühen Eltern-Kind-Beziehung« stellt sie fest:

»Die Beziehung zum Vater – durch Geburt und Stillen von Anfang an grundlegend anders als die zur Mutter – ist mit ihren Angeboten zur Kommunikation für das Kind wichtiger als lange angenommen. Selbst die »Fähigkeit«, ein Kind zu stillen, wird von der Einstellung des Mannes mitbeeinflusst (Brazelton & Cramer, 1991, S. 55). Die Entstehung und Verlässlichkeit mütterlicher Kompetenzen ist in unserer Gesellschaft, in der ein Kontakt zu einer in Geburt und Stillen erfahrenen älteren Müttergeneration vielfach unmöglich ist, zu großen Teilen abhängig von einer liebevollen Unterstützung des Vaters, etwas, das möglicherweise oftmals eine Überforderung für Männer darstellt ... Zusammenfassend möchte ich festhalten, dass das Kind bereit ist, die Kind-Mutter-Vater-Beziehung von Anfang an als eine Einheit zu erleben und das um vieles spannender und vielfältiger, als wir imstande sind, mit unserem Bewusstsein nachzuvollziehen. In unserer Gesellschaft ist es oft nicht nur die Geringschätzung der Gefühle –

»zu wenig Mutter« –, die ein Kind in seiner Entwicklung zur Beziehungsfähigkeit behindert. Die »Abwesenheit des Vaters« beeinträchtigt seine natürliche Entwicklung ebenfalls. So fehle auch ein ständiger wechselseitiger Austausch zwischen diesen beiden Polen und dem Kind. Eine »vaterlose Gesellschaft« (Mitscherlich, 1973) ist nicht nur eine Gesellschaft, in der der Vater in den ersten Lebensjahren des Kindes keine spürbare Bedeutung hat, sondern auch eine Gesellschaft, in der die Mutter sich selbst und ihr Kind nicht mehr unmittelbar wahrnehmen kann – oder anders ausgedrückt: eine Gesellschaft, in deren wichtigsten menschlichen Beziehungen die erotische Komponente fehlt.« (S. 198).

Zusammenfassung: Wir erwarten nicht von einem pädiatrisch-psychotherapeutischen Team, welches mit Schreibabys und ihren Eltern arbeitet, dass es über eine sexual- und paartherapeutische Ausbildung verfügt. Aber es sollte um die schon früh in der Schwangerschaft entstehen könnenden Entfremdungen wissen. Man kann einfühlsam und diskret die »Dinge beim Namen nennen«. Der Psychotherapeut im Team kann dann sehr wohl die Vertiefung eines aufgetauchten Themas übernehmen. Er interessiert sich für die Veränderung der Sexualität in der Paarbeziehung nicht *nur* wegen seiner Neugierde, sondern weil er sich auf die Frage fokussiert, was einer guten triangulierenden Beziehungsqualität in dem Dreieck Kind-Mutter-Vater im Wege steht.

KAPITEL 4

Die therapeutische Anamneseerhebung

4.1 Der Begriff transdisziplinäre Arbeit

Wenn Eltern sich als ungenügend kompetent erleben in der Betreuung ihres Babys, sie in starke Selbstzweifel wegen den vielen erfolglosen Beruhigungsversuchen geraten sind und von quälenden Gedanken über eventuelle Pathologien ihres Kindes gequält werden, dann ist unsere spezielle transdisziplinäre Sprechstunde angesagt.

Jeder von uns beiden hat schon in seiner ärztlichen, bzw. psychotherapeutischen Praxis erfahren, dass stark verunsicherte Eltern mit großen Ängsten vor diversen heimtückischen Erkrankungen ihres so häufig schreienden Babys mehr brauchen, als jeder von uns allein in seiner Arbeit anbieten kann. Deshalb haben wir uns entschlossen, diesen neuen Weg der transdisziplinären Zusammenarbeit einzuschlagen. Transdisziplinäre Arbeit bedeutet, dass wir voneinander lernen, unser eigenes Wissen durch das Wissen des Anderen erweitern, korrigieren und diese Korrekturen nachvollziehbar zulassen. Raffaels Wissen über hochsensible somatische Störungen mit ihren Konsequenzen für die Anpassungsfähigkeiten des unreifen Säuglings nehme ich auf in mein entwicklungspsychologisches Wissen über die Vulnerabilität der ganz frühen Beziehungen. Auf der anderen Seite erlebe ich Raffael als einen Entwicklungspädiater, der auch für die Eltern hörbar nachvollziehen kann, welche Fragen und Themen ich als Psychotherapeut stelle. Daniel Sterns (vgl. Pedrina, 2020) kreative Verwendung der Ergebnisse aus der Baby- und Kleinkindforschung für ein therapeutisches Vorgehen in Verbindung mit modernen psychodynamischen Vorstellungen über die Wichtigkeit der Emotionsregulation kann ich in die gemeinsame Anamneseerhebung einbringen.

Die Eltern erleben mit, wie wir beide mit unserem jeweiligen Know-how versuchen, den Fragen der Eltern gerecht zu werden und die aufkommenden Emotionen psychotherapeutisch aufzufangen. Es findet zeitgleich eine feinfühlige, ärztliche Anamnese und Untersuchung *und* ein therapeutisches Gespräch über das von allen gerade Erlebte statt. Dies ist das zentrale Anliegen der von uns angestrebten transdisziplinären Zusammenarbeit.

4.2 Gemeinsame Anamneseerhebung durch Arzt und Psychotherapeut – Einblick in die Praxis des transdisziplinären Settings

Der Behandlungsraum ist mit bequemen Stühlen, einer Untersuchungsliege und entsprechendem Untersuchungsmaterial, sowie einer Spielmatte und Spielsachen für Säuglinge und Kleinkinder ausgestattet. Ebenso ist eine mobile Videokamera im Raum, welche zur Dokumentation von Spiel/Wickel-/Fütterungs- oder elterlichen Beruhigungsversuchen in der Untersuchungssituation eingesetzt wird. Idealerweise kommen beide Eltern gemeinsam mit dem Kind zum Erstgespräch. Wir begrüßen die Familie und stellen uns beide vor. Dabei erklären wir, wer welche Funktion hat und weshalb das transdisziplinäre Erstgespräch – das heißt die zeitgleiche Anamnese und Untersuchung durch Arzt und Therapeuten – für uns so wichtig ist. Bei einigen Familien öffnen wir schon durch diese Vorstellung den Raum für das Wahrnehmen von psychosomatischen Zusammenhängen. Sie erahnen Überlagerungen von körperlichen und psychosozialen Ursachen, welche die Regulationsstörung ausgelöst haben könnten.

4.3 Kreatives Oszillieren – Die Umsetzung des Anspruchs auf transdisziplinäre Zusammenarbeit

Unser flexibles Hin- und Herpendeln zwischen einer strukturierten Befragung und dem spontanen Eingehen auf auftretende Gesten und Stimmungen, die wir beim Baby und seinen Eltern erleben, führt zu einer feinfühligen therapeutischen Anamneseerhebung. Zunächst beschreiben uns die Eltern die aktuelle Situation und die Sorgen, welche sie mit ihrem Kind gerade erleben oder erlebt haben. Wir greifen *wahrnehmbare Stimmungen* auf, sowohl bei den Eltern als auch beim Kind, das wir bewusst durch direkte Ansprache begrüßen. Es ist von großer Wichtigkeit, dass sich die Eltern und der Säugling ernstgenommen und wohl fühlen. So entsteht das sog. therapeutische Holding. Die Patienten fühlen sich emotional *abgeholt* und *gehalten* im therapeutischen Setting.

In einem zweiten Teil führen wir eine *strukturierte Anamnese* durch. Immer wieder oszillieren wir zwischen dem strukturierten und weniger strukturierten Vorgehen. Dieses kombinierte Vorgehen war für uns beide nicht einfach zu erlernen. Aus ärztlicher Sicht ist eine strukturierte, zielorientierte Anamnese der Königsweg für ein umfassendes Verständnis des Problems. Im psychodynamisch orientierten therapeutischen Gespräch wird der subjektiven Schilderung der Eltern gefolgt. So landet man plötzlich bei spontan auftretenden wichtigen emotionalen Themen. Beispielsweise vertiefen wir das aufgekommene Thema der Mutter mit ihrer eigenen Mutter, die gerade am Abend vor der Konsultation der jungen verzweifelten Mutter eine verstörende Bemerkung am Telefon zugemutet hat.

Dieses **»kreative Oszillieren«** mussten wir beide, der Pädiater und der Psychotherapeut, erlernen. Wir schätzen nun gegenseitig die vom Kollegen ausgelösten, durchaus auch überraschenden Wendungen im Gespräch, die in der eigenen Sprechstunde gar nicht geschehen würden. Mittlerweile schaffen wir es auch, den Eltern den Sinn des Hin- und Herpendelns zwischen unseren beiden Vorgehensweisen nachvollziehbar zu erklären. Wir können uns auch respektvoll gegenseitig bremsen, wenn einer von uns den Eindruck hat, dass etwas Wichtiges übersehen wird oder eine anamnestische Frage nicht konsequent verfolgt worden ist. Dieses Vorgehen wird nun in den Fallbeispielen von Anesha und Loreno genauer aufgezeigt.

Fallbeispiel Anesha: Der getriggerte Vater

Die Zuweisung erfolgte von unserer Notfallstation, da sich die Eltern schon zweimal mit der 6-monatigen Anesha wegen unaushaltbarem abendlichem Schreien vorgestellt hatten und die Familie einmal sogar über die Nacht in der Klinik hospitalisiert werden musste. Sowohl die Pflegefachfrauen als auch der zuständige Assistenzarzt warnten uns vor dem fordernden und fast pöbelnden, bedrohlich wirkenden Vater. Die Familie war schon, bevor sie zu uns kam, in einem großen anderen Spital gewesen, und dort hatte der Vater die Kolleginnen und Kollegen bedroht. Beide Eltern kamen zum Gespräch – der Vater stets herumtigernd mit Anesha im Arm, die Mutter still und zurückgezogen auf dem Stuhl sitzend. Sie berichteten über ein unaushaltbares Schreien von Anesha, welche auch bei ständigem Herumtragen kaum zu beruhigen wäre, was den Vater sehr wütend mache, sodass die Mutter gar nicht wisse, wie sie die beiden beruhigen solle. Der Kindsvater – ein stämmiger Mann – berichtet dann auch von zwei Episoden während der Schwangerschaft, bei welchen er wegen starken Brustschmerzen mit Verdacht auf Herzinfarkt eingeliefert werden musste. »Das muss sie aber mächtig erschreckt haben«, kommentiert einfühlsam Egon Garstick, worauf der Vater ihn anblickte, die Spannung im Raum spürbar abnahm und er meinte: »Ja, das war wirklich schlimm – und ist es immer wieder, wenn Anesha so schreit«. Meine Gefühle als Arzt zum väterlichen Auftritt waren eher feindseliger Art. Da ich die große Überforderung auf den Notfallstationen in den verschiedenen Spitälern kenne, dachte ich nämlich, dass der Vater auch einer von nicht wenigen Eltern sei, die unser Gesundheitssystem überfordern, weil sie zu oft schon wegen kleiner Erkrankungen das Spital aufsuchen. Ich konnte die Wichtigkeit dieser Episode und des Containments, welches Egon Garstick gerade intuitiv hergestellt hatte, erst im Nachhinein realisieren.

Kommentar*:* Heute wissen wir aus der Forschung, dass in ihrer Kindheit traumatisierte Väter ganz besonders große Schwierigkeiten mit einem schreienden Baby haben. Die schreienden Babys triggern bei den Vätern ihre selber erlebten Gewalterfahrungen (siehe Website von Fabienne Forster, www.psygesund.com). Dieser Vater war einerseits durch seine Herzattacken während der Schwangerschaft seiner Frau traumatisiert worden und andererseits kam er durch das heftige Schreien seiner kleinen Tochter in Berührung mit Gewalterfahrungen aus seiner eigenen Kindheit.

Fallbeispiel Loreno

Das Sorgenkind ist Loreno, der 9-monatige Bub von aus Deutschland stammenden Eltern, welche seit 5 Jahren in der Schweiz leben. Zur Familie gehört noch die 3 Jahre alte Lara, welche stets gut geschlafen und getrunken habe. Loreno – berichten die Eltern – sei in den ersten Wochen ein Vorzeigebaby gewesen. Mit 4 Monaten hat sich sein Schlafverhalten geändert. Loreno erwache nun oft in der Nacht, sei dann weinerlich und nur noch an der Brust zu beruhigen.

Die Versuche des Kindsvaters, die Mutter zu entlasten, waren bisher erfolglos. Nun schlafe die Mutter mit Loreno im Ehebett, während der Vater meist auf dem Sofa im Wohnzimmer nächtigt. Diverse Versuche mit Schlafprotokoll und Regulierungsmaßnahmen seien durch den Kinderarzt, den die Familie seit dem ersten Kind kennt, initiiert worden und hätten nichts gebracht. Wie sich dieses Weinen anfühle, will plötzlich Egon Garstick von der Mama wissen. Ach, es sei einfach entsetzlich, sie könne es nicht einmal aushalten, wenn er zu weinen beginne. »Lassen sie mich mal nachdenken, vielleicht bin ich etwas zu spontan für Sie«, holt an der Stelle Egon Garstick weiter aus. Er formuliert folgende Hypothese: »Kann es sein, dass dieses Weinen bei Ihnen, der Mama, etwas auslöst, etwas aus der Vergangenheit, welches Ihnen nicht mehr ganz bewusst ist und durch Loreno ausgelöst wird und eben nicht durch Lara?«

Tatsächlich berichtet dann die Mutter von ihrem eigenen jüngeren Bruder, welcher so sehr untröstlich geweint habe und dass später bei ihm eine Form von Autismus diagnostiziert wurde.

Kommentar von Raffael Guggenheim: Am Anfang unserer Zusammenarbeit hatte ich Mühe mit Egons überraschenden Interventionen. Mittlerweile habe ich mich daran gewöhnt, erlebe sie nicht als störend, da er immer wieder auch zurückkehrt zu meiner Art der strukturierten Anamneseerhebung und die sich daraus ermöglichenden Verhaltenspläne schätzt. Nicht selten, wie im Fallbeispiel gezeigt, war Egon mit seiner assoziativen Intervention auf den Kern des Problems gestoßen. Er hat damit die Tür für die Verarbeitung einer bis dahin nicht bewussten Sorge geöffnet, die die Umsetzung der Regulationsmaßnahmen verunmöglichte (siehe dazu »Gespenster im Kinderzimmer«, Kap 2.1.6).

4.4 Von der empathischen Wahrnehmung zum therapeutischen Holding

Wenn ein schreiender Säugling in unsere Sprechstunde gebracht wird, sind die Eltern meistens sehr angespannt. Häufig fällt uns dann auf, dass gerade die Mütter recht kurzatmig sind, gepresst sprechen und hektisch ihr Kind zu beruhigen versuchen. Es kommt zu einer Unruhe im Raum, die Mutter hüpft hin und her, schaukelt das Kind und will es »um jeden Preis« ruhig halten. In solch einer Situation möchten wir zwei wesentliche Ziele erreichen:

Erstens versuchen wir, die Eltern zu beruhigen, und zweitens ist es wichtig, dass wir auch averbal den Stress und die Belastung der Eltern mit unserer ganzen Haltung mittragen.

Wie kann das konkret aussehen? Wir spiegeln die Situation: »Das ist jetzt aber gerade sehr anstrengend mit dem kleinen Max, da kann man schon verzweifeln. Oh ja, und solche Situationen dann vielleicht in der Straßenbahn zu erleben, mein Gott, puh, verdammt viel Stress!« Oder wir geben dem kleinen Kind eine Stimme: »Jetzt ist der kleine Max aber recht unzufrieden, obwohl doch die Mami alles macht, um ihn zu beruhigen«.

Es ist für das therapeutische Setting von großer Wichtigkeit, den Beziehungsstress im Eltern-Kind-System nicht nur wahrzunehmen, sondern auch emotional stimmig für Kind und Eltern anzusprechen. Man kann dies auch als empathisches Spiegeln bezeichnen.

Wir müssen uns dann bei aller Empathie für Eltern und Kind aber davor hüten, einem Handlungsdruck zu erliegen und die Situation durch eigenständige Übernahme der Beruhigung zu entlasten. Das ist manchmal schwierig auszuhalten, aber grundsätzlich ist es uns wichtig zu zeigen und im Verlauf auch zu erleben, dass die

Beruhigung – unter Anleitung – den Eltern selber gelingt. Eine rasche Beruhigung durch konkretes Tun des Therapeuten führt häufig zu einer Kränkung und Frustration der Mutter oder des Vaters, welche sich dann nicht entlastet, sondern *entmachtet* fühlen.

In vielen Fällen gelingt es uns, zusammen mit den Eltern die Stresssituation auszuhalten und das Kind zu beruhigen. Oft stillt die Mutter im Laufe der Behandlung, was uns die Gelegenheit gibt, die oftmals anstrengende Stillsituation gemeinsam zu erleben. Wichtig ist es für die Mutter und das Baby, dass wir ihnen helfen, sich bei uns so einzurichten, dass auch das Stillen nicht als Stress erlebt wird.

Fallbeispiel Franziska

Franziska ist 7 Monate alt, als sie bei uns vorgestellt wird. Sie kommt mit beiden Eltern. Schon beim Hereinkommen weint sie und muss daher aus dem Maxi Cosi genommen werden. Während der Vater auf einem Stuhl Platz nimmt, trägt die Mutter ihr Kind lange Zeit im Raum auf und abgehend, schaukelnd in ihren Armen. Wir fragen, wie sie hierhergekommen sind und hören, dass Franziska fast 45 Minuten im Maxi Cosi im Auto geweint hat. Auch habe die Mutter wegen des frühen Termins bei uns vor der Abfahrt nur noch kurz zu Hause stillen können. Gemeinsam entscheiden wir, dass die Mama Franziska bei uns in aller Ruhe genügend stillen und sättigen kann. Sie nimmt rasch Platz und setzt Franziska an, welche gleich gierig trinkt. Mir (R.G.) fällt dabei auf, dass die Mutter beide Beine angespannt angewinkelt hat und auf den Zehenspitzen balanciert. Der Kopf von Alena wird kaum gestützt und die Mutter wirkt total verspannt. Wir bringen ein Stillkissen und kommentieren wohlwollend, wie die Stillsituation auf uns wirkt. Wir betonen, dass Mutter und Franziska ein Recht auf Komfort haben. Gleichzeitig ist das eine unausgesprochene Botschaft an den Vater, sich für eine entspanntere Stillsituation zu Hause zu engagieren.

Die Mutter kann dann berichten, wie schmerzhaft das Stillen für sie sei und welche Rückenschmerzen sie wegen des ständigen Herumtragens hat. Durch die nun zusammen erlebte ruhigere und gelöstere Stillsituation können sich nun aber Franziska und die Mama für den Rest der Konsultation entspannen und gut zuhören.

Wir möchten mit der Schilderung dieser Szene betonen, wie wichtig für die übererregte und erschöpfte Mutter-Kind-Beziehung die Erfahrung des Gehaltenwerdens (»therapeutisches Holding« →Kap. 2.1.1.) in unserem Setting ist. Also nicht nur ein Holding durch die empathische Aufmerksamkeit für die verbalen und averbalen

Äußerungen und Zeichen, sondern ein gutes Holding muss sich auch in Form konkreter Handlungen zeigen. Das intuitive, spontane Aufgreifen von dem, »was zwischen den Zeilen gesagt wird«, der sog. assoziative Teil der Anamneseerhebung, wird häufig vom Psychotherapeuten geleistet. Er nimmt die Symptomschilderung der Eltern und die von ihnen verantwortlichen Faktoren für die Erschöpfung ernst. Darüber hinaus versucht er, unbewusste Annahmen für das anstrengende Verhalten des schreienden Babys zu explorieren. Er spürt zusammen mit ihnen die Belastungen und deren Auswirkungen auf das Familiensystem und baut ein sog. Containment (siehe Kasten) auf, welches zu einer ruhigen, ja lockeren Atmosphäre führt. Die Eltern sind dann häufig erstaunt, dass ihr Kind so ruhig wird, eigenständig spielt oder, wie es dann bei schon älteren Kindern (Krabbelalter) geschieht, auch unbeschwert exploriert.

Natürlich werden auch **somatische Themen** besprochen, wie also das Trinkverhalten, die Gewichtszunahme, das Stillen und die Länge und Heftigkeit des Schreiens und Koliken erlebt werden. Nicht selten ahnen Eltern biopsychosoziale Zusammenhänge, die an den Regulationsschwierigkeiten beteiligt sind, aber sie wollen nochmals ganz sicher sein, dass keine somatische Ursache übersehen wurde. Gelegentlich sind sich die Eltern unsicher, ob eine solche vorliegt, was dann genau untersucht und überprüft werden muss.

Seltener sind Eltern verunsichert, ob das vermehrte Schreien zu beeinträchtigenden Langzeitfolgen führen könnte. Solche Eltern sollten konkret auf ihre möglichen Ängste vor einer ADHS oder Autismusspektrumstörung angesprochen werden. (Abklärungs- und Therapieansatz →Information therapy bei Klinischer Untersuchung s. Grundlagen Kap. 2.1.9 und Untersuchung Kap. 6.1).

Die Begriffe Container und Containment

»Babys und Kleinkinder werden von ihren Gefühlen oft regelrecht übermannt. Jede Mutter kennt die plötzliche schlechte Laune ihres Kindes, die von jetzt auf gleich die vormals gute Stimmung völlig zunichtemacht. Ist die Mutter in einer guten Verfassung, dann kann sie seine Gefühle aufnehmen und ihm helfen, damit umzugehen. Das ist eine große innere Arbeit, die viel Kraft und Zeit erfordert. Die Mutter fühlt sich dadurch immer wieder sehr beansprucht.

Der britische Psychoanalytiker Wilfred Ruprecht Bion (1897–1979) fand für diese haltende Funktion der Mutter ein schönes Bild: die Mutter ist für die Gefühle des Kindes eine Art »Container«. Sie hält und verarbeitet sie und gibt sie ihm in reifer, denkbarer Form zurück. Aus diesem Zusammenspiel lernt das Kind später, seine Gefühle selbst zu verarbeiten. Hunger, Langeweile, Unlust aber auch Freude nehmen das kleine Kind in vielen Momenten voll und ganz in Beschlag. Als Erwachsene wissen wir, wie sehr wir mit einem schreienden Kind mitleiden oder mit einem lachenden Kind mitlachen können. Die Mutter nimmt die Gefühle des Babys auf und »hält« sie eine Weile. Sie kann auch die anfängliche Ungewissheit aushalten. Vom Gefühl zum Wort – aus gefühlt wird gedacht. Die Mutter, die ihr weinendes Kind sieht, nimmt seine Gefühle wahr, schaut es an und sagt: »Ah, Du bist traurig. Ich werde Dich trösten.« Solche Szenen wiederholen sich unzählige Male. Irgendwann bewirkt dieser Vorgang, dass das Kind das nur Gefühlte auf einmal denken kann.«

Das Baby, das Kleinkind, aber auch die verzweifelten Erwachsenen brauchen bei großer emotionaler Aufregung ein empathisches Gegenüber, das die Not, den Ärger, die Angst aufnimmt, übernimmt, in seinem eigenen emotionalen Erleben verdaut, um es dann an den verzweifelten Vater, die erschöpfte Mutter, das ganz aufgedrehte Kind zurückzugeben. Wenn solch ein Prozess gelingt, dann sprechen wir von einem Containment.

Zitate aus der Website der Abteilung für Psychiatrie und Psychotherapie des Klinikums Klagenfurt.

4.5 Auswahl bedeutsamer Themen

4.5.1 Paargeschichte und Kinderwunsch

Eine *strukturierte Anamneseerhebung* wird von uns beiden, vom Kinderarzt und vom Psychotherapeuten, immer wieder aufgenommen, auch wenn der Psychotherapeut sie durch sein spontanes Eingehen auf plötzlich auftauchende Reaktionen des Babys oder eines Elternteiles unterbricht. Wir halten uns grundsätzlich an die im Anhang abgebildete Anamnesevorlage und beginnen mit dem Erfragen der »Kindsentstehung«. Wir interessieren uns dafür, wann in welchem Lebensabschnitt sie sich als Paar gefunden haben, also für den Beginn der Liebesbeziehung. Diese Frage führt bezeichnenderweise bei gut funktionierender Partnerschaft stets zu einer entspannt-heiteren Atmosphäre, während belastete Paare eher nüchtern oder gar unklar darauf antworten. Eine ganz wichtige Frage ist dabei, wann dann bei wem von beiden der Kinderwunsch auftrat und ob wirklich das Ziel gemeinsam bewusst verfolgt wurde. In der heutigen Zeit ist es aufgrund verschiedener Faktoren schwieriger geworden, unkompliziert ein Kind zu zeugen und zu bekommen. Soziologische Faktoren wie Karriereplanung oder Schwierigkeiten in der Suche nach einem geeigneten Partner lassen biologisch älter gewordene Frauen weniger spontan schwanger werden. Biologische Faktoren führen auch auf Seiten des Mannes zu wenig effektiver Spermiogenese, und somit kommt es vermehrt zu einer assistierten Befruchtung mittels In-vitro-Fertilisation oder gar intrazellulärer Insemination. Bei spontan eingetretener Schwangerschaft gratuliert Egon Garstick den Eltern und sagt: »Das ist gar nicht so selbstverständlich heutzutage, sie sind ein fruchtbares Paar!« Diese Bemerkung soll das in vielen Fällen angeschlagene Selbstwertgefühl der Eltern wieder etwas aufbauen und auch Humor in unsere Runde bringen.

Eine lange gewünschte oder/und mühsam, mit viel Aufwand *erarbeitete* Schwangerschaft ist per se nicht nur körperlich, sondern auch psychologisch für beide Eltern eine große und ernstzunehmende Belastung. Ein Schreibaby verstärkt diese Belastung und kann bei den Eltern Schuldgefühle auslösen. Vater und Mutter oder auch beide zusammen können befürchten, dass sie das Schicksal zu sehr herausgefordert haben mit der Inanspruchnahme der aufwendigen medizinischen Befruchtungshilfe. Solche möglichen Schuldgefühle müssen feinfühlig, empathisch erfragt und dann aufgeweicht werden, damit die Eltern wieder ein besseres Selbstwertgefühl aufbauen können für den Umgang mit ihrem herausfordernden Baby.

4.5.2. Soziale Situation mit Fokus Migrationshintergrund

Die Aufnahme der *sozialen Anamnese* des Paares ist uns ebenfalls sehr wichtig. Was, wo und wie arbeitet das Paar? Wie sah die Arbeitssituation vor, während und nach der Schwangerschaft aus? Eine Belastung durch unfairen Druck des Arbeitgebers oder Mobbing am Arbeitsplatz während der Schwangerschaft ist in kompetitiven Berufen leider immer noch häufig. Die Sicherheit der eigenen Arbeitsstelle oder auch der allfälligen Berufskarriere wird angesichts der Mutterwerdung in Frage gestellt. Oft entsteht gerade aus der möglichen oder notwendigen raschen Wiederaufnahme der Arbeit, der gewünschten oder unerwünschten Krippeneingewöhnung des Kindes ein starker Druck für die Eltern, und in der Folge lässt sich das Baby schlechter beruhigen und wird zum »Schreibaby«. Wenn ein Elternpaar vor noch gar nicht langer Zeit in die Schweiz eingewandert ist, es hier ein spannendes Arbeitsfeld gefunden hat, aber aus unterschiedlichen Gründen noch nicht gut integriert ist, entstehen häufig Probleme für die Kleinfamilie. Gerade »Expats« leiden an einer ungewünschten Isolation während und nach der Schwangerschaft. Wir fragen dann nach, wo und wie sind die Eltern aufgewachsen, wie sind Großeltern und die Familie erreichbar. Ambivalente Gefühle gegenüber der Inanspruchnahme von Unterstützung durch Verwandte gehören aufgearbeitet, damit Hilfe angenommen werden kann. Es kommt auch manchmal vor, dass wir von uns aus aktiv die Beziehungsaufnahme zwischen den erschöpften Eltern und erreichbaren Großeltern unterstützen. Ähnliche Herausforderungen stellen sich uns natürlich auch bei Familien mit Flüchtlings- oder sozialem Migrationhintergrund. Wir fragen bei diesen: Welche kulturellen Erwartungen trägt das Paar in sich und welche autonomen Wünsche haben die Eltern in ihrer aktuellen Realität entwickelt?

4.5.3. Verunsicherung und Stress in der Schwangerschaft

Der Verlauf der Schwangerschaft muss genau erfragt werden. Ein einfaches »Alles ging gut« lassen wir nicht gelten. Neben der somatischen Befindlichkeit sollten auch die sozialen Verhältnisse, in denen die Familie lebt, für uns Therapeuten nachvollziehbar sein. Eine wichtige Frage aus somatischer Sicht ist die Frage nach prolongierter Übelkeit, andauernden Scbmerzen und nach der Schlafqualität beider Eltern.

Die Schlafanamnese der Eltern ist äußerst wichtig, da Schlafstörungen vor der Schwangerschaft nachgeburtlich eine große Auswirkung haben. Es darf nicht vergessen werden, dass auch nachgeburtlich die Mutter, der Vater und der Säugling bereits eine relevante neunmonatige Vorgeschichte mitbringen, welche auf das postpartale Verhalten eine bedeutende Auswirkung hat.

Ängste, ausgelöst durch nicht bestätigte Verdachtsdiagnosen, beispielsweise bei auffälligem Pränatal-screening, begleiten Eltern mit Schreibabys und Regulationsstörungen regelmäßig weiter. Das Ungeborene erlebt diese Verunsicherung in einer sehr frühen Phase seines Seins und kann diese über längere Zeit in sich mittragen. Die Eltern können sie im Sinne von vermeidendem, schützendem aber auch passiv-aggressivem Verhalten nachgeburtlich weitergeben. Ein ähnliches agitiertes Verhaltensmuster finden wir bei Säuglingen mit Frühgeburtsbestrebungen, insbesondere wenn diese im 3. Trimenon Wehenhemmern (z. B. Nifedipin) ausgesetzt waren. Bei einer solchen pränatalen Bedrohung der Schwangerschaft und dadurch bedingten Stresssituation beobachten wir nicht selten das Phänomen der postnatalen Stressumkehr: Die kindliche Stressachse (gemessen als Cortisonaussschüttung) war während der letzten Schwangerschaftswochen außerordentlich aktiviert. Postnatal kommt es zu einer Erschöpfung der Stressachse, was zu verminderter regulärer Ausschüttung der Stresshormone führt. Dadurch reagiert der Säugling dann mit einer überschießenden Stressantwort. Er kann sich nicht auf »normale« Belastungen einlassen und wird sofort »überlastet«, was sich als plötzliches Schreien aus der Ruhe heraus oder bei kleinster Belastung zeigt. In unserer Sprechstunde sprechen wir dann von einem »digitalen« Verhaltensmuster (siehe Kasten). Die anamnestische Erfassung dieser Belastungen ist wichtig, um das Verhalten in der Beobachtung wahrzunehmen und dann entsprechende therapeutische Maßnahmen einzuleiten.

Das analoge und digitale Verhaltensmuster

Gesunde Säuglinge können gut mit Belastungen umgehen. Sie spüren beispielsweise den steigenden Hunger, werden unruhig, zappeln und melden sich mit verstärktem Suchreflex und schließlich mit gezieltem Weinen. Bei der nun erfolgenden Fütterung flacht das Hungergefühl ab und Sättigung tritt ein. Nun kann der Säugling sich ausruhen und in einer Ruhephase seine Energie ganz auf die Verdauung konzentrieren. Nach einem Aufstoßen oder leichtem Herausgeben können dann viele Säuglinge wieder einschlafen oder sich auf eine ruhige Interaktionssequenz einlassen. Wir bezeichnen dies bildlich als »analoges« Verhaltensmuster im Sinne eines Sinusrhythmus, mit wechselnden ansteigenden und abfallenden Anteilen. Wenn der Säugling aber diese Gefühle nicht gut wahrnehmen kann, dann kann es sein, dass er zunächst noch nicht merkt, dass der Hunger kommt und dann plötzlich das Hungergefühl spürt. Von einem Moment auf den Anderen beginnt er zu Schreien und kommt in einen Überstress. Die Stillmahlzeit ist zunächst unkoordiniert, es kommt zu dysfunktionalem, hastigem Trinken und das Sättigungsgefühl setzt erst verspätet ein. Es wird überlagert von Signalen übererregter Magen-Darm-Aktivität, was erneut zu Unruhe und Schreien führt. Schließlich muss der Säugling auch noch massiv Herausgeben – was erneut das Stresszentrum triggert. Dadurch kommt er erst nach viel innerer Unruhe und Schreien in einen Zustand der zwingenden Erholung, er schläft dann aus dem Schreien ein. Wegen der fehlenden Übergänge wechseln die Zustände zu rasch und wir bezeichnen sie daher bildlich als »digitale Verhaltensmuster«. Die Therapie muss sich daher auf ein Gelingen dieser Übergänge von Anspannung zu Entspannung und umgekehrt fokussieren.

4.5.4 Gesundheitsprobleme der Eltern als Belastungsfaktor

Die *Anamnese der elterlichen Gesundheit* darf nicht vergessen werden. Neben der allgemeinmedizinischen Anamnese ist besonders Wert zu legen auf elterliche *Nahrungsmittelunverträglichkeiten oder -allergien,* insbesondere Lactoseintoleranz, Milchproteinallergie- und Unverträglichkeit (s. Kap. 2.3.3. und Kasten).

Die leidige Geschichte der vermeintlichen Kuhmilchallergie oder -unverträglichkeit
Es gibt eine Assoziation bei elterlicher Kuhmilchallergie auf das Kind, aber bisher keine klaren Risikoprofile. Nahrungsmittelallergien oder -unverträglichkeiten sind eine häufig von den Eltern vermutete Ursache für vermehrtes Schreien, können nur selten bestätigt werden. Nichtsdestotrotz setzen sich viele stillende Mütter unter Druck und verzichten auf – auch bis dahin gut vertragene – Nahrungsmittel, was die ohnehin angespannte eigene Ernährungssituation noch mehr erschwert. Mit Pulvermilch ernährte Säuglinge haben häufig bereits diverse Wechsel ihrer Milchen erlebt, bis sie zu uns kommen. Die Nahrungsmittelindustrie bietet unterschiedlichste Angebote in Bezug auf mögliche Kuhmilchproteinunverträglichkeit an. Immer noch werden auch sog. HA-Milchen (teilhydrolisierte Milchen) angeboten, obwohl wissenschaftlich erwiesen ist, dass sie inbesondere auf die Entwicklung einer möglichen, Nahrungsmittelallergie keinen Einfluss haben. Beliebt sind Milchen mit adaptierten Fettsäuren (GOS/FOS), prä- und probiotischen Zusätzen und angepasstem Lactoseanteil. Sie haben aber einen nur sehr eingeschränkten Einfluss bei bereits symptomatischem Kind. Bei begründetem Verdacht wechseln wir – in Absprache mit den Gastroenterologen – auf eine extensiv hydrolysierte Milch, eine kuhmilchfreie Milch oder gar eine aminosäurenbasierte Ernährung wechseln.

Interessanterweise gibt es eine Korrelation zwischen mütterlicher *Migräne* und kindlichem Schreien. Man vermutet dabei ursächlich eine fehlende Kontrolle neuronaler Netzwerke und daher eine unkontrollierte Aktivierung. Eine entsprechende Information an betroffene Eltern ist oft hilfreich. Spezifische migräneorientierte Therapien werden aber bisher nicht empfohlen.

Nicht selten wird über die *psychische Gesundheit* der Eltern erst nach direktem Nachfragen berichtet. Gerade im Moment der Familienwerdung ist das Thema von psychischen Krankheiten eine besondere Belastung, der man lieber ausweichen möchte. Es ist aber wichtig, über allfällige vorbestehende depressive Verstimmungen der Eltern informiert zu sein, um das Belastungsbild zu verstehen und um dann korrekt therapeutisch vorgehen zu können. Nicht zuletzt sind bereits involvierte Therapeuten eine willkommene Ressource für den therapeutischen Prozess. Die erweiterte familiäre Belastung ist ein ernstzunehmender Faktor: nähere Verwandte mit einer psychischen Auffälligkeit, also auch ADHS oder ASS verunsichern die Eltern. Denn viele von ihnen haben schon gelesen und gehört, dass ADHS/ASS-betroffene Kinder bereits im Frühkindesalter auffällig waren. Die genaue klinische

Untersuchung ist daher bei dieser Fragestellung sehr wichtig, um allenfalls Hinweise zu finden oder auch um die Familien mit klarer Information zu entlasten. Vor allen Dingen ist die Information wichtig, dass nur ein kleiner Anteil der Schreibabys mit der Diagnose eines späteren ASS und ADHS assoziiert ist.

Das Thema des *elterlichen Schlafes* auch vor der Schwangerschaft darf ebenfalls nicht vergessen werden. Oftmals berichten Eltern über bereits länger bestehende *Ein- und Durchschlafstörungen*, welche nun bei babybedingt fragmentierten Schlafverhalten dramatisch zunehmen können.

Fallbeispiel Ahmed

Die Eltern berichten über eine schwierige Situation zuhause: Ahmed ist nun 6 Monate alt, und eigentlich schon seit Geburt berichten die Eltern von fast stündlichem Erwachen nachts und auch nur kurzen Schlafphasen über den Tag. Im Schlafprotokoll wird klar, dass Ahmed ein Kurzschläfer ist, jedoch in den Wachphasen immer interessiert mitmacht und sich auch altersentsprechend normal entwickelt. Die Eltern geben trotz dieser Belastung einen hohen Energielevel von 6/10 (VAS-Skala) an, was uns sehr verwundert. Sie berichten dann, dass sie beide »Gastronomie-geschädigt« seien. Der KV arbeite unregelmäßig in einem Gastrounternehmen und die KM sei in einer Familie mit Restaurant aufgewachsen. Sie berichten beide von sehr unregelmäßigem und fragmentiertem eigenem Schlaf, weswegen sie mit dem ständigen Erwachen von Ahmed doch recht gut zurechtkommen. So gelingt es ihnen jeweils nach einer Wachphase rasch selber wieder einzuschlafen, was anderen Eltern kaum gelingt.

Auch Informationen über das elterliche Regulationsverhalten sind für eine umfassende Beratung notwendig. Wir ermutigen daher die Eltern nachzufragen, wie sie als Baby und Kleinkind erlebt wurden. Die Wahrnehmung des eigenen Charakters oder damaliger Schwierigkeiten ist ein wichtiger Schlüssel zur Einordnung der aktuellen Belastungssituation. Nicht selten berichten die Eltern darüber, dass sie selber nicht gut geschlafen oder viel geschrien hätten. All dies sind wichtige Informationen, welche therapeutisch zur Beruhigung der in der Regel verunsicherten Eltern verwendet werden können.

Schließlich gehört das Wissen über elterliche Medikation ebenfalls zur vollständigen Anamnese.

4.5.5 Geburtsverlauf, postpartale Adaptation und Entwicklung der mütterlichen Identität

Die *Situation der Geburt* muss genau erfragt werden. Auch hier gilt: Bitte sich nicht mit dem Satz »Alles ging gut« zufriedengeben! Jede schwangere Frau hat eigene Wünsche und Vorstellungen darüber, wie die Geburt ihres Kindes verlaufen möge. Eine Frühgeburt oder ein Wechsel des Geburtsmodus, insbesondere zu einer assistierten Geburt oder sekundären bzw. notfallbedingten Sectio ist für die meisten Frauen aus zweierlei Gründen traumatisierend: erstens wegen der Angst um das Leben des Kindes per se, und zweitens können eigene Todesängste erlebt werden, verbunden mit einer überwältigenden Ohnmachtserfahrung. Nicht selten führen diese Erfahrungen zu einer starken Verunsicherung der Mutter in ihrem Umgang mit dem Baby. Sie kann schon bei leichten Anzeichen von Unwohlsein ihres Kindes sehr ängstlich werden und überträgt diese Angst auf die Beziehung zum Kind.

Merke
Eine sekundäre und eine Notfallsectio sind immer auch eine Herausforderung für den Beziehungsaufbau!

Die postpartale Adaptation kann für die Mutter belastend sein. Wenn das Kind längere Zeit aus medizinischen Gründen von der Mutter getrennt gewesen ist, können frühe elterliche und kindliche Trennungsängste entstehen, welche in der Folge die Entstehung einer sicheren Bindungsbeziehung erschweren.

Feinfühligkeit als integraler Bestandteil der Geburtsanamnese
Gerade auf die Geburt bezogen ist die klassische, ärztlich geführte Anamnese häufig zu wenig einfühlsam – es werden relativ nüchtern Fakten erhoben, ohne deren emotionalen Gehalt im Kontakt zwischen der Mutter und den Untersuchern erlebbar werden zu lassen, geschweige denn zu verarbeiten. Solch eine nüchterne »Datensammlung«, die man auch als ein unbewusstes »Abwehrverhalten« der Ärzte begreifen kann, *lässt Mütter denken, dass ihr komplexes emotionales Erleben während und nach der Geburt in dieser Anamneseerhebung keinen Platz hat. Wenn der Befrager nicht von sich aus davon ausgeht, dass der Geburtsprozess dramatisch erlebt werden kann und traumatisierende, affektive Erfahrungen in der Körperseele der Mutter zurückbleiben, dann erzählt sie auch nicht von ihren verwirrenden Angstzuständen, Enttäuschungen und Kränkungen.* Die Mut-

ter entwickelt die Idee im Kopf, dass sie doch nun nur froh darüber sein soll, dass ihr Baby und sie überlebt haben und sie soll sich nicht weiter mit komischen, irrational erscheinenden Gedanken herumschlagen. Zum Beispiel können nach dem dramatischen Geburtsverlauf sehr wohl aggressive und ängstliche Gefühle gegenüber dem Baby bestehen, die die frühe Beziehungsaufnahme zwischen ihr und ihrem Baby stören und belasten. Wenn sie sich diesem durch das technische Anamnesegespräch aufgedrängten Verdrängungsprozess anpasst, dann besteht die Gefahr, dass sie sich zu sehr von ihrem eigenen psychischen Erleben zurückzieht und ihren eigenen Gefühlen keine Wertschätzung verleiht. Sie nimmt dann fälschlicherweise ihre eigene – bedeutsame – Empfindsamkeit nicht wahr und wird konsequenterweise ihre eigenen Gefühle nicht richtig gewichten, abbilden und im Verlauf auch nicht verarbeiten können.

Fallbeispiel Frau Calone

Frau C. erzählt in der Sprechstunde von ihrer Geburt. Die Herztöne des Kinds seien nicht mehr messbar gewesen. Eine hastige Unruhe kam auf. Sie wurde auf einen Tisch gezerrt und in den nahegelegenen Operationssaal gebracht. Frau C. berichtet, dass sie vor Angst nicht einmal mehr schreien konnte. Sie fühlte sich ausgeliefert, sah nur die Lichter und bangte um das Leben ihres Kinds. Notfallmäßig wurde ihr eine Vollnarkose mittels Maske verabreicht. Diese habe aber nicht genügend gewirkt. Frau C. war aber in ihrer Angst gelähmt und konnte nicht reagieren. Auf Anrufe habe sie nicht reagiert, was als Sedation durch die Narkose interpretiert wurde. Sie berichtete, dass sie jeden Schritt des Notkaiserschnitts gespürt habe – die Anästhesie habe einfach nicht gewirkt. Bei der Schilderung kamen mir die Tränen und wir litten mit der Mutter in ihrem körperlichen Schmerz, welcher aber angstbedingt damals nicht ausdrückbar war. Nun konnte Frau C. dies aber im Rahmen des von uns angebotenen Containments erleben und schließlich auch ertragen.

In diesem Zusammenhang muss auch Augenmerk auf eine spezielle Konstellation des Bondings gelegt werden. Eine besonders tragische Situation ist ein fehlendes Entstehen des »Muttergefühls«. Dabei erzählen die Mütter, dass sie über kürzere oder längere Zeit keinen eigentlichen Bezug zu ihrem Säugling entwickeln konnten. Sie versorgen die Säuglinge im Sinne einer Amme, aber ohne einen persönlichen Bezug zum Kind entwickeln zu können. Dies führt immer zu einer schweren Interaktionsstörung und benötigt eine einfühlsame und intensive psychotherapeutische Intervention.

Fallbeispiel Ellie

Frau H. berichtet, dass die 4-monatige Ellie seit Geburt außergewöhnlich anhänglich sei. Sie könne sich kaum von ihr entfernen. Sie weine sofort, sodass die Mutter weder zum Kochen noch zum Duschen komme. Sie schlafe auch im Bett der Mutter und häufig auf der Mutter selbst. Eine Entlastung sei nicht möglich, da Ellie dies nicht zulasse. Beim Aufnehmen der Geburtsanamnese erzählt die Mutter von plötzlichen Herztonabfällen des Kinds, sodass Hektik ausbrach und Frau H. innerhalb kürzester Zeit einen Kaiserschnitt hatte. Dabei sei sie vollständig »neben sich gestanden«, ein Gefühl des »Ausgeliefertseins« habe sie übernommen. Sie konnte die Geburt nicht miterleben, alles sei »so technisch« gewesen. Nachdem ihr Baby technisch geholt worden sei, wurde es gleich zu den Kinderärzten gebracht und erst einige Zeit später zu ihr. »Als Ellie zu mir kam« – beschreibt sie unter Tränen – »ist das irgendein, aber nicht mein Kind gewesen.« Sie habe sie zwar zu sich genommen und auch angesetzt, aber »ihr Kind«, welches sie getragen habe, sei weg gewesen und dieses Neugeborene einfach irgendein Kind. Dieses schlimme Gefühl habe sie über 4 Wochen gehabt und erst im weiteren Verlauf konnte sie eine Beziehung zu Ellie aufbauen. Daher habe sie ein schlechtes Gewissen, denn sie habe sicher die wichtige Zeit des Bindungsaufbaus verpasst. Sie fühle sich als schlechte Mutter ...

Kommentar: Dieses Beispiel zeigt uns, wie sensibel und verletzbar die Gefühle einer Mutter rund um den Geburtsprozess sind und dass ein gutes tragendes Netz vorhanden sein muss, gerade bei Komplikationen, die rasche medizinische Eingriffe für das Überleben des Säuglings erfordern. Ein allfälliger Misfit kann zum klassischen »Teufelskreis« der nicht gelingenden Beziehung führen. Nicht das Kind klebt an der Mutter, sondern die Mutter – ihres schlechten Gewissens wegen – am Kind. Die meisten Mütter mögen nicht über solche – oft mit Scham besetzte – Gefühle und Erlebnisse berichten, was eine zielführende Therapie verunmöglicht. Dies passiert, weil Pädiater oder Mütterberaterinnen zwar korrekt beraten, die gutgemeinten und technisch auch richtigen Vorschläge von der betroffenen Mutter aber nicht umgesetzt werden können.

KAPITEL 5

Die Arbeit des Psychotherapeuten

Im Kapitel 2. über die *Grundlagen unseres Konzepts* haben wir beschrieben, welche Forschungen und therapeutischen Konzepte im mittlerweile stark angewachsenen Feld der anzutreffenden wissenschaftlichen Literatur rund um das Thema Regulationsstörungen uns beeindruckt und unsere Arbeit beeinflusst haben. Im Folgenden werden wir (EG) beschreiben, welche bewussten Motive den Psychotherapeuten zu dem flexiblen, praktischen Vorgehen in der gemeinsamen Arbeit mit dem Kinderarzt führen.

5.1 Ein Kompass für den Aufbau von sicherer Bindung

Ich beginne mit einer Aufzählung von Gedanken und Vorstellungen darüber, was ich in der ersten Begegnung mit der Familie wohl antreffen werde und welche Themen mir für das Gespräch mit den Eltern und in der Begegnung mit dem ganzen familiären System wichtig geworden sind.

Holding geben: Das Erstgespräch findet in der Regel mit Arzt und Psychotherapeut statt, so dass wir beide gemeinsam das Gespräch einleiten. Der erste Schritt ist, dass wir selbst eine ruhige und entspannte Haltung einnehmen. Wir achten beispielsweise darauf, vor dem Kontakt mit den Eltern eine Pause zu machen, ruhig zu ihnen zu kommen, was wir z. B. dadurch erreichen können, dass wir bewusst langsam ein- und ausatmen. Die Eltern und ihr Baby sollen sich willkommen fühlen. Sie sollen das beschriebene »Holding-Gefühl« erleben. Wir versuchen hierfür eine Atmosphäre aufzubauen, in welcher wir auf spontane Gesten der Eltern und des Babys achten, mit denen sie ihre Bedürfnisse zeigen. Wir haben unsere Sprechstunde daher mit speziellen bequemen Sitzsesseln eingerichtet, damit sich die Eltern wohlfühlen. Ebenso haben wir Kissen und Stillkissen für eine allfällige Stillsituation bereit. Stets haben wir eine Spielmatte mit altersgerechten Spielsachen zwischen den Stühlen ausgebreitet. Wir fragen dann nach weiteren Bedürfnissen, wie z. B. nach einem Glas

Wasser oder bei müden Eltern nach einem Kaffeewunsch. Dann erkundigen wir uns, wie die Eltern zu uns in die Sprechstunde gekommen sind, ob es sehr beschwerlich gewesen ist und ob ihnen vielleicht noch ab und zu beim Bewältigen der Alltagsprobleme jemand hilft. Wir möchten bald herausfinden, ob diese Kernfamilie allein ist oder ob noch weitere Bezugspersonen fürs Baby gefunden und aktiviert werden können.

Ganze Familie im Kontext betrachten: Neben den anwesenden Eltern mit ihrem Baby achten wir darauf, dass über die Geschwister, auch wenn sie nicht anwesend sind, gesprochen wird. Ebenso fragen wir nach über allfällige Aborte und deren Bedeutung für die Familie. Stets ist es für uns wichtig zu erfahren, wo die Großeltern und die Geschwister aus beiden Herkunftsfamilien leben und ob diese für die Kleinfamilie zur Verfügung stehen.

Beachtung eigener Ressourcen: Die Eltern sind in der Regel erschöpft und oft in ihrem Selbstwertgefühl verunsichert, weil ein schwer zu beruhigendes Baby einem das Gefühl vermitteln kann, ein inkompetenter Vater oder eine unfähige Mutter zu sein.

Wenn wir die verunsicherten Eltern mit einem unruhigen Baby gut empfangen und auffangen wollen, dann ist es wichtig, dass wir beide, Arzt und Psychotherapeut, darauf achten, dass wir die innere Kraft und Energie zum *Containen* (→Kap. 2.1.3.) zur Verfügung haben.

Anwalt für verständnisvolle Information: Die Eltern bringen nicht selten diffuse Ängste vor einer somatischen Erkrankung ihres Babys mit in unsere Sprechstunde. Selbst wenn sie schon an anderer Stelle eine Information über die körperliche Gesundheit ihres Kindes erhalten haben, dürfen sie bei uns, unterstützt durch mein manchmal hartnäckiges Nachfragen bei meinem pädiatrischen Kollegen, ihr Bedürfnis nach ruhiger, sorgfältiger und nachvollziehbarer somatischer Abklärung einbringen. Ich als Psychotherapeut mache mich dabei zum Anwalt des Rechts der Eltern auf nochmaliges differenziertes Eingehen auf die Fragen rund um die körperliche Gesundheit des Kindes. Da wir davon ausgehen, dass das viele Schreien die Wahrnehmung der Eltern für die Versuche des Babys, mit ihnen zu kommunizieren, stark eingeschränkt hat, achten wir auf kleinste Anzeichen von Kommunikation zwischen dem Baby und seiner Umwelt. Ich (E.G.) unterbreche das Gespräch zwischen den Erwachsenen hierfür und *störe* gar die strukturierte Anamneseerhebung. Wir nehmen dann später, für die Eltern erleb- und nachvollziehbar, den unterbrochenen roten Faden wieder auf. Sie erleben uns als zwei Menschen, die ihr jeweiliges Fachwissen miteinander austauschen, damit eine bio-psycho-soziale Sicht auf das, was uns die Familie zeigt, entstehen kann.

Fallbeispiel: Das polnisch-schweizerische Elternpaar

Eine polnische Mutter und ihr schweizerischer Partner kommen in unsere ambulante Sprechstunde, nachdem sie sowohl ihre großen Sorgen bei dem Kinderarzt des Babys und auch in einem Krankenhaus mitgeteilt und dort sorgfältige somatische Abklärungen erlebt hatten. In der Erhebung ihrer gemeinsamen Geschichte zeigten sich unverarbeitete Schuldgefühle und Ängste bei den Eltern. Sie berichteten von mehreren Aborten und einem Schwangerschaftsabbruch. Sollte sie das Schicksal bestrafen durch eine schwerwiegende, noch diffuse Störung ihres Kindes, war die bange Frage, die im Raum stand. Beim genaueren Eingehen auf die Ängste stellten sich zwei wesentliche Themen heraus. Die Mutter hatte Angst vor einer noch nicht erkannten gefährlichen Darmerkrankung, und der Vater sah in dem Verhalten seines kleinen Sohnes Anzeichen einer autistischen Störung. Der Großvater mütterlicherseits war vor einem Jahr an Darmkrebs gestorben und der Vater hatte sich selbst schon in seiner Jugend als recht kontaktscheu und sehr intellektualisierend erlebt.

Bei diesen Eltern war es neben dem Besprechen ihrer Schuldgefühle wichtig, dass sich der Kinderarzt – für sie gut nachvollziehbar – die Unterlagen der bisherigen sorgfältigen medizinischen Untersuchungen beschaffte und diese dann in einem Folgegespräch den Eltern nochmals erklärte. Parallel dazu lud ich (E. G.) den Vater zu Einzelgesprächen über seine Ängste ein, die wir beruhigen konnten, und es gelang in gemeinsamen Spielstunden mit Vater und Sohn, die Interaktions- und Spielkompetenz des kleinen Jungen zu erkennen, was den Vater sehr beruhigte.

Gewichtung der Entstehung der Schwangerschaft: In der Anamnese fragen wir immer nach, wie lange sie schon ein Paar sind und wer wann den Kinderwunsch in der Zweierbeziehung geäußert und auf die Verwirklichung gedrängt hat. Wenn die Zeugung ohne Schwierigkeiten und medizinischer Unterstützung geklappt hat, gratulieren wir den Eltern zu ihrer heute gar nicht so selbstverständlichen Fruchtbarkeit: »Also das ist doch toll, dass das so rasch geklappt hat. Sie sind ein fruchtbares Paar, darauf dürfen Sie stolz sein!« Diese Gratulation setzen wir bewusst mit einer dosierten Mischung aus Humor und Feinfühligkeit ein, weil wir das in der Regel angeschlagene Selbstwertgefühl wieder aufbauen möchten. Es soll wieder etwas von dieser ursprünglichen Lust auf die Erzeugung einer Familie spürbar werden für die bevorstehende schwierige Aufgabe, in die Rolle der feinfühligen Interaktionspartner des

Babys hineinzuwachsen. Wir treffen mittlerweile vermehrt Elternpaare an, die großen Stress durch diverse körperlich und psychisch anstrengende, medizinische Maßnahmen (Hormonbehandlung, IVF, ICSI u.a.) im Vorfeld und auch während der Schwangerschaft erlebt haben. Diese Eltern brauchen unser spontanes Eingehen auf Anzeichen einer verdrängten Trauer darüber, dass die Erweiterung der Paarbeziehung nicht so unkompliziert und romantisch geschah. Wenn dieser Punkt in der strukturierten ärztlichen Anamneseerhebung nur schnell erfasst wird, störe ich nicht selten und bringe mich wie folgt ein: »Ach – das war aber eine schwere Belastung für Sie beide, diese vielen Maßnahmen und dann diese Unsicherheit ...«

Oft führt dies zu einem stillen Moment und zu Tränen seitens der Eltern.

»Ja, das war gar nicht einfach. Und ich hatte immer wieder so Angst vor jeder Schwangerschaftskontrolle ...« Diese *Intervention* ist sehr wichtig, weil die abgewehrten, zu sehr unter Verschluss gehaltenen Gefühle von Trauer und Kränkung sich negativ auf die Stimmung und das Befinden der Eltern auswirken. Und dies gerade in der jetzigen Situation, in welcher sie ihr Baby als selbstsichere Interaktionspartner und sichere Bindungspersonen beim Aufbau von Affektregulationskompetenz so nötig braucht. Wenn die Mutter dann zu weinen anfängt und sie selber oder ihr Partner das als störend erleben, klären wir alle Anwesenden darüber auf, dass diese Tränen gut sind und dabei helfen, dass der abgekapselte Schmerz für die Mutter nun verarbeitbar wird. Dabei spreche ich (E.G.) bewusst auch das Baby an:

»Ach, kleine Lisa, jetzt ist deine Mami gerade etwas traurig, weil es doch wirklich so schlimm war, damals ... am Anfang der Schwangerschaft. Das darf sie aber, denn diese Tränen tun ihr gut. Ja, liebe Eltern, diese Tränen sind wichtig, denn wir dürfen spüren, was war und wir können es dann auch besser verarbeiten!«

Merke
Psychisch anhaltender Stress löst eine Erstarrung in der Seele und im Körper der Mutter aus, und deshalb tut die Verflüssigung in Form von Tränen gut.

Frau und Mann, die Mutter und Vater geworden sind, kommen zu uns recht irritiert darüber, dass sie so schnell weinerlich geworden sind. Sie meinen, sie sollten eigentlich froh und dankbar darüber sein, dass sie nun endlich die gewünschte Erweiterung der Partnerschaft durch das Elternsein erleben dürfen.

Immer noch ist es für viele Frauen und Männer trotz der Vielzahl an Ratgebern und Informationssendungen in den diversen Medien nicht wirklich klar, was ihnen in dieser Lebensphase des Elternwerdens passiert. Sie haben das Wissen über die biochemischen Veränderungen, die Frauen und Männer erleben, wenn sie sich auf die fürsorgliche Elternrolle, das sog. Caregiving, einlassen, nicht wirklich kognitiv und emotional begriffen, erfasst und integriert. Sie hören deshalb nochmals von uns dieses Stück Aufklärung (Information therapy), nachdem wir, wie im o.g. Beispiel, ihre Trauer und ihre Ängste aufgenommen habe. (s. auch zum Thema Containing A. Israel und W. Bion in Kap. 2.1.3)

Emotionalität als Folge von biochemischen Prozessen der Elternschaft: Ein *Holding* und ein *Containing* erleben die Eltern immer wieder durch die Aufklärung über biochemische Veränderungen, die ihr körperliches und seelisches Erleben im Laufe der Schwangerschaft, unter der Geburt und im ersten Lebensjahr ihres Babys beeinflussen. Wir erklären den Sinn der biochemischen Veränderung am Beispiel des Anstiegs des Bindungshormons Oxytocin.

> »Die Natur sorgt dafür, dass Sie als Eltern die wichtige Feinfühligkeit für den Umgang mit ihrem Baby in sich entwickeln können. Das ist die gute Seite der Medaille. Aber es gibt auch immer wieder eine irritierende, belastende Seite derselben Medaille. Die Feinfühligkeit, die erhöhte Sensibilität kann sich auch gegen sie selbst richten. Eine Mutter, ein Vater können von traumatisierenden Erfahrungen aus ihrer Kindheit und Jugend, oder auch mit schwerwiegenden belastenden Erlebnissen aus der nicht so weit zurückliegenden Geschichte in dieser Phase des Elternwerdens regelrecht überfallen werden.« (Garstick 2013)

Das Bumerang-Phänomen: Wir bezeichnen dieses heftige Erleben als »Bumerang«-Phänomen. Der sinnvolle Anstieg des hormonellen Bindungshormons führt zu einer vermehrten Feinfühligkeit gegenüber dem Kind, aber auch zu leidvollem und belastendem Wiedererleben eigener früherer Verletzungen.

Nach der Aufklärung über die Konsequenzen der hormonellen Veränderungen kommt es nicht selten zu einem längeren und vertieften Gespräch über solche belastenden Erlebnisse, für welche wir uns genügend Zeit nehmen und die wir entsprechend gewichten. Zu einer Vertiefung kann es in weiteren Gesprächen mit dem Psychotherapeuten kommen.

In psychotherapeutischen Fortbildungen, die nach einer Grundausbildung in Psychotherapie nötig sind, kann solch ein therapeutisches Vorgehen erlernt werden. Es ist eine kreative Mischung aus psychoanalytischem Verständnis und systemischer Handlungskompetenz, die man sich in passenden Fortbildungen erarbeiten kann. (Pedrina, 2020)

Im folgenden Fallbeispiel eines Vaters, welcher durch eine eigene traumatisierende Erfahrung eingeholt wurde, haben wir uns zu einer flexiblen Ausweitung unserer Arbeitsweise in Form von Hausbesuchen entschieden.

Fallbeispiel Alexander

In der Arbeit mit der Familie des 4-monatigen Alexanders machte uns sein Vater Manuel (30 Jahre alt) Sorgen, weil er sehr depressiv auf uns wirkte. Resignativ, leise verzweifelt, nicht lärmig und affektiv aufwühlend, erzählt er in der Sprechstunde: »Ich habe es ja geahnt. Ich kann keine Freude empfinden über meinen Sohn. Er kommt mir vor wie ein schwer zu verstehendes Bündel von meistens anstrengenden Reaktionen. Nerviges Schreien hauptsächlich. Ich habe schon vor der Geburt Bedenken gehabt. Weil ich nie Freude an Kindern hatte, so wie andere Männer aus meinem Bekanntenkreis. Ich wurde damit getröstet, das käme dann schon, sobald ich den Kleinen dann in meinen Armen halten kann.«

Er nannte es ein Sackgassengefühl.

»Und nun habe ich da etwas, was ich nie wollte. Ich wollte nicht so festgelegt werden, auf so langweiliges Familienleben. Aber meine jetzige Freundin Maria hat es geschafft, dass ich mich doch auf eine verbindliche Partnerschaft eingelassen habe.«

Der Vater war derart verzweifelt, dass er sogar daran dachte, er müsse die Beziehung mit seiner Frau aufgeben, weil er kein guter Partner für sie sei in dieser neuen Phase des Lebens, der Elternschaft. Beide Eltern wünschten sich, dass ich dem Vater helfe, eine Beziehung mit seinem kleinen Sohn aufzubauen.

Ich sollte den Vater zu Hause beim konkreten »Hüten« seines Sohnes begleiten und ihm helfen, irgendwie besser in Kontakt mit seinem Sohn zu kommen. Beim Besuch war auch Alexanders Mutter Maria zugegen. Sie begrüßte mich freundlich. Sie sei froh, dass wir nun so eine Art Familiengespräch machen könnten. Maria wirkte zuerst ganz stark und schien bereit zu sein, vieles zu ertragen! Manuel betonte nochmals, wie er das alles in seiner Jugend nie habe haben wollen. Dieses langweilige, »tötelige« (Schweizerdeutsch) Familienleben ... und nun sitze er hier in dieser »bünzligen« (spießigen) Gegend.

Ich schaute mich um und betonte dann, dass ich ein schönes, sonniges, gut und praktisch eingerichtetes Wohnzimmer mit schönem Ausblick sehe. Überraschend kam nun von Maria die Information: Sie habe sich lange schwer getan mit einer festen Beziehung, mit einer Bindung.

»Aber mit diesem Mann, ja, mache ich es«, sagte sie spontan. Manuel war gerührt und sagte lächelnd, »ich will mit Dir auch die Bindung«. Maria erzählte nun, was sie im Gespräch mit ihrer Schwiegermutter über Manuels frühe Kindheit erfahren habe. Manuels Mutter habe nach seiner Geburt eine schwere postpartale Depression erlebt und sei einige Wochen hospitalisiert gewesen. Wir versuchten uns nun gemeinsam vorzustellen, wie das so ein kleiner Sohn wohl erlebt haben könnte, und es gab Platz in unserer Runde fürs Berührt- und auch Traurigsein. Der Vater konnte es zulassen, dass wir drei Erwachsene uns um sein *inneres Kind* kümmerten und die Schlussfolgerung zogen, dass er mit einer großen Vorbelastung in diese neue Lebensphase des Vaterwerdens geraten sei. Der vorher unruhige kleine Alexander war während des Gespräches in den Armen seines Vaters eingeschlafen, und Manuel schaut ihn mit feuchten Augen an. Der Vater schien einen neuen empathischen Zugang zu seinem Sohn gefunden zu haben. Wir besprachen auch noch, wie sich das junge Elternpaar die bevorstehenden Weihnachtstage stressfreier einrichten und wie sie die Unterstützung der Großeltern noch öfter in Anspruch nehmen könnten.

Beim Folgebesuch traf ich den Vater schon an der Tür gut gelaunt an. Dann erlebte ich ein lustvoll miteinander kommunizierendes Vater-Sohn-Paar. Die Mutter gesellte sich diskret dazu und schien diese Männerrunde zu geniessen. Der Vater war glücklich, weil der kleine Alexander die Töne und die Mimik vom Papa begeistert beantwortete. Im weiteren Gespräch hörte ich dann noch, dass es viel weniger Schreiphasen gäbe und dass Alexander besser am Stück schlafe.

Dieser Titel drückt ein wichtiges Anliegen aus, nämlich dass alle Maßnahmen, die wir bewusst überlegen oder häufig auch erst einmal spontan intuitiv treffen, dazu dienen sollen, dass die Beziehung zwischen dem Baby und seinen Eltern belebt, aufgeweckt, gefördert und gestützt wird. Ein immer wieder schreiendes Baby verunsichert seine Eltern in ihrem Wunsch, ihrem Bild von sich selbst, liebevolle kompetente wichtige Bezugspersonen für ihr Kind zu sein.

Stärker verunsicherte Eltern werden für ihr Baby dann nicht als ausreichend gute, zuverlässige, beruhigende Bindungspersonen zur Verfügung stehen, wenn sie nicht emotional aufgefangen werden, sie also nicht selber das erwähnte Holding erleben können.

Dabei denke ich (E. G.) an meine Unterstützung von Vätern, die während der Untersuchung der Mutter das Baby abnehmen, damit diese sich mit mehr Ruhe auf das Anamnesegespräch mit dem Kinderarzt einlassen kann.

Nicht selten wird die Mutter in einer Phase des Interviews emotional stärker berührt und beginnt zu weinen. Das Baby reagiert mit Unruhe, der Papa wird häufig dadurch gestresst und versucht, es durch hektisches Schaukeln zu beruhigen.

Ich nehme mir dann zuerst einmal vor, den Vater beim Aufbau seiner Kompetenz als zweite wichtige Bindungsperson zu unterstützen und spreche sein wichtiges Anliegen für alle Anwesende deutlich aus:

Zum Baby:
»Das ist eine gute Sache, kleine Eva (spreche das Baby direkt an), die der Papa jetzt macht. Er will Dir und der Mama helfen. Sie darf nun mal traurig sein und weinen. Tränen tun gut und bauen ihren Stress ab. Und Du hast einen liebevollen Papa, der Dir helfen will!«

Zum Vater:
»Wir gehen mal ganz ruhig mit der Eva hier im Raum auf und ab. Bitte versuchen Sie, mit mir gemeinsam ruhig zu atmen. Lange ausatmen und dann ruhig wieder einatmen. Wissen Sie, ich habe gelernt, dass wir Eltern den unruhigen Körper unseres Babys wieder beruhigen können, wenn wir selber körperlich und seelisch in uns selbst eine ruhige Atmosphäre herstellen. Darf ich Ihnen mal dieses ruhige Atmen vormachen? Manchmal genieren wir uns dafür, aber es tut uns und dem Baby gut, wenn wir beim Ausatmen einen ruhigen Ton von uns geben«.

Oft reagieren die Babys positiv auf diese Form der Interaktion mit ihnen und einem Elternteil. Diese Beruhigung des Babys nehmen wir nun aktiv zusammen wahr: »Wie gut das die Eva jetzt gemacht hat! Schauen Sie, sie spürt nun die Ruhe, welche Sie sich mit dieser kleinen Atemübung geholt haben«. Verunsicherte Eltern können wir gar nicht zu viel darin unterstützen, solch einen Ablauf bewusster wahrzunehmen und den Prozess, der dazu geführt hat, zu verstehen.

Die bindungsorientierte Arbeit erleben wir als eine Art Entwicklungshilfe beim Aufbau von *Affektregulierungskompetenz.* (vgl. Brisch, 2013, s. auch Kap. 2.1.2.).

Brisch betont zurecht die Bedeutung der Eltern als Co-Regulatoren für ihr Baby, eine Funktion, die sie einnehmen müssen, damit die verschiedenen aufregenden Affekte vom Kind bewältigt werden können. Zu schnell wird oft von mangelhafter Regulationskompetenz beim Baby gesprochen, ohne genauer zu untersuchen, ob überhaupt im Beziehungsnetz des Babys Erwachsene zur Verfügung stehen, die diese unabdingbare Rolle als Co-Regulatoren einnehmen können. (vgl. Brisch, 2013)

Eltern darin zu unterstützen, dass sie die Gesten und die Mimik ihres Kindes lesen, ihre Affekte beruhigen können, ist wohl als zentrale Aufgabe unserer Arbeit zu begreifen. Hierzu passt auch unsere Vorstellung des sensiblen Vorgehens bei der körperlichen Untersuchung, in dessen Verlauf der Kinderarzt den Eltern immer wieder die Anpassungsleistungen ihres Babys detailliert erklärt.

Im Kapitel 2.1.5 haben wir Mechthild Papoušeks (2015) wichtige Untersuchung der Zusammenhänge zwischen heftigem Schreien, erschöpften Eltern und der eingeschlafenen, verkümmerten Spiellust zwischen dem Baby und seinen Eltern aufgeführt. Spielunlust beim Baby und den Eltern müssen wir als ein wichtiges Symptom sehr ernst nehmen, weil es den Aufbau einer tragfähigen, lebendigen Beziehung zwischen ihnen sehr erschwert und die bio-psycho-soziale Entwicklung des Kindes gefährdet. Papoušek nennt das Spielbedürfnis den Hunger nach Resonanzerfahrung (vgl. Rosa, 2020), und wenn dieses basale Bedürfnis des Babys und Kleinkindes nicht adäquat befriedigt wird, kann die psychische, kognitive und soziale Entwicklung schwer beeinträchtigt werden. Deshalb achten wir darauf, dass es zu Spielaktionen in unserer Sprechstunde kommt.

Hierfür ist es wichtig, dass wir Reaktionen des Kindes im Umgang mit Spielmaterial aufgreifen, indem wir beispielsweise dafür sorgen, dass ein Vater sich auch mit dem Therapeuten auf den Boden setzt zu seinem Kind und dessen Aufmerksamkeit auf ein Spielzeug teilt.

Es folgt ein Beispiel zur Förderung der Spielfähigkeit oder man kann auch sagen, der Spielkultur aus der Arbeit mit einer Familie, in der sich eine spezielle Trennungsangst von Vater und Sohn zeigte, die die Entwicklung des fünfzehn Monaten alten Mauros gefährdete.

Fallbeispiel Mauro

Beide Eltern waren sehr liebevoll besorgt um ihren kleinen Jungen, aber er wäre so auffallend anhänglich gegenüber seinem Vater, *klebe* schier an ihm und der Vater könne sich fast gar nicht mehr in der Wohnung von seinem Sohn körperlich trennen, zum Beispiel nicht allein aufs WC gehen.

Wenn der Vater am Morgen die Wohnung verlassen wolle, damit er zur Arbeit fahren könne, klammere sich der kleine Mauro an Papas Hosenbeinen fest, weine ganz verzweifelt und wolle seinen Papa nicht gehen lassen. Der Vater würde schon extra früh am Morgen das Haus verlassen, weil er diese herzzerreisenden Trennungsszenen am Morgen nicht mehr ertrage. Die Mutter habe wie keine Chance, den Sohn zu beruhigen.

In unserer Sprechstunde gestaltete sich dann folgende spannende Szene:

Der Vater setzte sich von Anfang an auf den Boden zu seinem Sohn und hielt ihn in seinem Schoß. Die Mutter, Raffael Guggenheim und ich saßen auf Stühlen und

Raffael nahm wie gewohnt die Entwicklungsgeschichte von Mauro auf. Mir fiel auf, dass der Papa sich nicht in seiner Muttersprache Italienisch an seinen Sohn wandte, sondern auf Englisch. Wir erfuhren, dass der Vater daran dachte, es doch besser sei, wenn der Sohn schon jetzt eine internationale Sprache erlerne.
Zuerst einmal war mir wichtig, dass der Vater die Explorationsbedürfnisse seines Sohnes realisierte und diese zulassen konnte. Daher glitt ich von meinem Stuhl zu beiden, Vater und Sohn, herab auf die Matte und lenkte die Aufmerksamkeit vom Papa auf Mauros nun sichtbaren Impulse, sich Spielzeug zuzuwenden. Zuerst hielt der Vater seinen Sohn noch fest in seinem Schoß zurück, wenn der sich lösen wollte. Der Vater begann, als ich nachfragte, wie er groß geworden sei, von vielen abrupten Trennungen in seiner Kindheit zu sprechen und nun ließ er sich parallel dazu motivieren, Mauros Loslösungsversuche zu realisieren und das Explorieren des kleinen Jungen zuzulassen.
Mauro krabbelte nun sogar mit einem Spielzeug zur Mama und zeigte ihr die neue Entdeckung. Mit Papa überlegte ich dann, wie er seine Angst, dass sein Sohn so sehr unter den Trennungen von ihm leide, beruhigen könne. Wir überlegten, welche symbolische Dinge der väterlichen Präsenz in der Wohnung für Mauro eine Sicherheit bedeuten könnten, ihn daran erinnern, dass es den Papa für ihn gibt, auch wenn er zwischendurch körperlich nicht präsent ist.

Kommentar: In diesem Fallbeispiel wurde deutlich, dass der kleine Mauro durch die Überbehütung seitens des Vaters gar nicht mehr zu seinem genuinen Spielverhalten kam. Die ganze Familie erlebte durch diese kleine Spielaktion auch noch eine Triangulierung (→Kap. 2.1.7), die für die Entwicklung des kleinen Jungen und für die ganze Familie, inklusive für die Qualität der Paarbeziehung, wichtig ist.

Merke
Wenn ein Elternteil eine zu enge, klebrige Beziehung mit dem Kind lebt und das andere Elternteil sich wie ausgeschlossen fühlt, kann das auch zu großen Problemen in der Mann-Frau-Beziehung führen.

5.4 Migration und Einsamkeit als Gefahr für die Elternschaft

Männer und Frauen, die weit weg von ihrer Heimat, ihrem Herkunftsland, Eltern werden, können besonders durch ein unruhiges Baby, das viel weint und größere Anpassungsschwierigkeiten nach der Geburt hat, beunruhigt und sogar schwer verängstigt werden. So erging es auch dem temperamentvollen Enrico aus Kuba und seiner deutschen Frau Gisela aus Hamburg. Beide lebten seit knapp zwei Jahren in Zürich und waren seitdem ein Paar. Unser Team (Kinderarzt und Psychotherapeut) wurde manchmal schon vom internen Pflege- und Ärzteteam darum gebeten, notfallmäßig bei den verzweifelten und verängstigten Eltern zu intervenieren.

Fallbeispiel Fidel

Fidel war zur Abklärung von unstillbarem Schreien und zum Ausschluss einer körperlichen Störung stationär in unserer Klinik. Die Eltern drängten auf immer weitere Abklärungen, welche aus medizinischer Sicht nicht indiziert waren. Diese würden in ihrem Heimatland auch immer gemacht und die Eltern konnten nicht verstehen, warum nicht hier. Vater Enrico trat im Verlauf gegenüber dem Pflegepersonal und den noch jungen Assistenzärztinnen sehr dominant und einschüchternd auf. Es war nicht möglich, mit den Eltern ein klärendes Gespräch zu führen. Von den Ärzten habe ich im Vorfeld einen guten, nachvollziehbaren Bericht über die erfolgten medizinischen Abklärungen erhalten, die alle das Bild von einem körperlich gesunden kleinen Jungen ergaben.

Nun lud ich zu einer gemeinsamen Sitzung mit der zuständigen Assistenzärztin, den involvierten Pflegefachfrauen und der Familie ein. Ich stellte mich den Eltern vor und bat die Ärztin und die Pflegefachfrauen um die detaillierte Beantwortung verschiedener Fragen, die meiner Meinung nach den Vater und die Mutter beschäftigen und ihnen Angst machen würden.

Ich fragte mehrfach beim Vater nach, ob ich die Fragen richtig und genau genug stellen würde. Er bestätigte jeweils und wir hörten beide sehr aufmerksam zu, was wir für Antworten bekamen. Diese konnten dann auch von den Eltern aufgenommen und verstanden werden. Sie erkannten, dass es bei Fidel keine somatischen Ursachen für das Schreien gab, und ich konnte nun grundsätzliche wichtige Themen, wie die Einsamkeit der Eltern im fremden Land, die fehlende Unterstützung durch die Herkunftsfamilien und Differenz zwischen dem imaginären und realen Kind ansprechen. Schließlich konnte der Vater auch einfache Techniken wie bewusstes Atmen mit mir üben, und wir schafften es gemeinsam, den kleinen Fidel zu beruhigen.

Er wollte ja unbedingt seine erschöpfte Frau unterstützen und war froh über die genaue Aufklärung darüber, was einige Babys für besondere Herausforderungen erleben, wenn sie sich in der Welt außerhalb des Mutterleibes in einer Flut sie überschwemmender Reize zurechtfinden müssen.
Ich machte dann noch nach dem Austritt aus unserem Spital drei Hausbesuche, und die drei Menschen fanden miteinander ihren Rhythmus.

Reflexion: Gerade Eltern mit Migrationshintergrund müssen in ihrer großen Verunsicherung aufgrund der Unterschiede in Abklärung und Behandlung von Symptomen in ihrem Heimatland und bei uns ernst genommen werden. Die Eltern können erst im Rahmen eines Gesprächs, in welchem sie sich ernst genommen fühlen, Erklärungen annehmen. Sie sind dann durchaus dankbar und offen für weitere therapeutische Interventionen, die in der Regel zur Beruhigung der Situation führen.

Knapp zwei Wochen vor dem Zeitpunkt der Niederschrift dieses Fallbeispiels durfte ich folgende berührende Erfahrung auf einer Heimfahrt nach einem privaten Fest abends im Tram machen: ein Mann trat vorsichtig an mich heran und begrüßte mich freundlich, stellte sich als der Vater von Fidel vor, aus Venezuela, dem ich doch vor einigen Jahren im Spital geholfen habe. Und dann zeigte er nach hinten, zu einer Sitzbank, auf der eine Frau einen großen schlafenden Jungen auf dem Schoß hatte. Diese lächelte mir freundlich zu und gab mir mit ihrer vollen Hand zu verstehen, dass der Sohn nun 5 Jahre alt sei. Der Vater bedankte sich nochmals für meine damalige Hilfe und führte mich noch zu seiner Frau und dem schlafenden, kräftig und gesund aussehenden Buben. Auch die Mutter wirkte zufrieden; sie sei stolz auf ihren Jungen, der sich im Kindergarten wohl fühle, und sie erzählte mir, dass sie alle drei seit ein paar Jahren in einem schönen, familienfreundlichen Quartier wohnen würden.

Diese Erfahrung, dass sich Eltern Jahre später dankbar über die flexible Hilfestellung in der frühen Zeit ihres Zusammenlebens mit ihrem Kind bei mir melden, mich in der Öffentlichkeit ansprechen, darf ich ab und zu machen. *Sie zeigt mir, wie wichtig diese frühe, flexible Hilfe für den Aufbau der sicheren Bindungsbeziehungen ist.*

5.5 Die versteckte, verdrängte Depression der Eltern

Bei der Behandlung von Schreibabys und ihren erschöpften Eltern müssen wir genau abklären, ob die Mutter und/oder der Vater in eine postpartale Verstimmung geraten sind oder schon vor dieser Krise unter anhaltenden depressiven Störungen gelitten haben. Dies kann leicht übersehen werden, weil die Eltern von sich aus ja alles dafür tun, dass ihr Leiden nicht gesehen wird.

Nicht selten treffen wir auf Eltern mit einer psychiatrischen Vorgeschichte, welche die Hoffnung haben, dass die neue Lebensphase mit einem Kind sie von diesem Leiden befreien werde. Sie verbergen daher ihre Vorgeschichte. Sie haben die nachvollziehbare Angst, dass man ihnen ein reifes Elternsein nicht zutraut.

Fallbeispiel Jimmy

Die 35-jährige Mutter aus Österreich stammend, deutlich übergewichtig, wurde in unsere Sprechstunde mit dem vier Monate alten Jimmy zugewiesen. Der Kindsvater sei dermaßen gerade beruflich eingespannt, er könne auf keinen Fall zu unserer angebotenen Zeit mitkommen. Frau und Herr A. arbeiten beide im IT-Bereich und leben seit ca. zwei Jahren in der Schweiz, in einer kleinen ländlichen Gemeinde, recht isoliert.

Die Mutter schildert uns eine unerträgliche Situation mit fast ununterbrochenem Weinen des kleinen Jimmys und fehlender familiärer Unterstützung. Sie hüpft fast die ganze Konsultation über mit Jimmy in der Babytrage herum, und wir lassen uns zu einem Mitmachen ihrer Abwehr des fast Unerträglichen verleiten. Dabei schildert Frau A. mit einer sympathischen Dosis Humor die ganze Situation, so dass wir das wirkliche Ausmaß des Leidens nicht wahrnehmen. Die Mutter nimmt dann aber doch das Angebot eines stationären Entlastungsaufenthaltes an. Mit viel Unterstützung von erfahrenen Pflegefachfrauen gelingen auch nächtliche Beruhigungen des kleinen Jimmy. Auch mit dem Kindsvater kann ich (E. G.) an einem der Abende sprechen und versuche ihn, für seine wichtige Rolle zu motivieren.

Der Vater schien mir zwar überarbeitet, aber bereit zu sein, die Familie adäquat zu unterstützen. Scheinbar zufrieden verlässt die Familie das Spital.

In einer nachfolgenden Supervision werden wir bei der Besprechung des Videos von unserer Supervisorin darauf aufmerksam gemacht, dass diese Mutter von uns in ihrem Leidensdruck nicht wirklich erkannt wurde. Vielmehr habe sie uns durch ihren humorvollen Umgang mit der Situation davon abgelenkt, ihre Not wirklich wahrzunehmen.

Ein paar Tage später werden wir in unserer ambulanten Sprechstunde durch den Anruf der Kinderärztin aufgeschreckt. Sie habe sich in der letzten Konsultation mit einer bei ihr total erschöpften Mutter große Sorgen gemacht und nun erreiche sie die Familie nicht mehr, obwohl eine engmaschige Kontrolle abgemacht worden sei. Ob wir denn das Ausmaß der Gefährdung des kleinen Babys nicht gesehen hätten?

Ich schaffte es, den Vater an seiner Arbeitsstelle zu erreichen, und konnte einen Hausbesuch kurzfristig am selben Tag einrichten. Dieses flexible Reagieren und die nun spürbare Besorgnis unsererseits ließ die Abwehr der Eltern aufweichen. Beide zeigten sich erleichtert darüber, dass über ihre gemeinsame Überforderung bei der Pflege und Betreuung ihres Babys gesprochen wurde.

Sie erzählten mir nun von ihren schon jahrelang sie überfallenden, immer wiederkehrenden depressiven Phasen. Ohne ein Kind zu haben, hätten sie sich jeweils gut gegenseitig stützen können in den schlimmen Zeiten. Man hätte den anderen in Ruhe gelassen, ihm das nötigste an Getränken und Essen vor die Tür gestellt und so immer wieder schlimme Phasen überstanden. Aber diese Form von Umgang mit depressiven Einbrüchen ginge nun ja nicht mehr, stellten wir gemeinsam fest. Die Eltern erzählten mir darüber hinaus von ihrer Befürchtung, man nehme ihnen den kleinen Jimmy weg, wenn sie offen von ihren Problemen von Anfang an berichtet hätten.

Nun konnte ich mit ihnen planen, was wir an Entlastung und an Therapie in unmittelbarer Nähe aufgleisen wollten. Zudem konnte eine passende Beratungsstelle, auf der eine Kollegin auch bereit war, Hausbesuche durchzuführen, vermittelt werden.

Kommentar: Auch solch ein Übersehen einer abgewehrten versteckten Überforderung kann passieren. Deswegen müssen wir offen bleiben in der Zusammenarbeit mit niedergelassenen Kinderärzten, Mütter- und Väterberaterinnen und Hebammen, für deren Kritik und Hinweise darauf, was uns nicht genügend aufgefallen ist.

Ich schließe mit einem Appell an psychotherapeutische Kolleginnen und Kollegen: Bitte stellt Euch für flexible, fokussierende therapeutische Zusammenarbeit im Frühbereich zur Verfügung! Gerade die psychoanalytischen Ausbildungsinstitutionen sollten ihre Kandidaten und Kandidatinnen für solch eine von uns in diesem Buch beschriebene Arbeit ausbilden oder passende Fortbildungen anbieten, die man nach der Grundausbildung absolvieren kann.

Aus der modernen Psychoanalyse, in Kombination mit der Bindungstheorie, die sich alle auf neuere Forschungsergebnisse, auch aus den Neurowissenschaften abstützen, lässt sich ein differenziertes Verständnis für die Herausforderungen, in die Eltern und Babys geraten können, erwerben. Konkretes therapeutisches Arbeiten mit den Familien braucht eine deutliche Erweiterung der klassischen Technik, mit der wir in unserer Sprechstunde arbeiten (vgl. Fürstenau, 2017).

KAPITEL 6

Die pädiatrisch-therapeutische Untersuchung und der Maßnahmenplan

6.1 Die pädiatrisch-therapeutische Untersuchung

Was ist überhaupt eine pädiatrisch-therapeutische Untersuchung? Wir verstehen darunter die Kombination von sorgfältiger medizinischer Untersuchung des Kindes, eingebettet in die empathisch therapeutische Gesprächsführung mit der ganzen Familie. In diesem Kapitel werden wir das nun detailliert beschreiben.

Bedeutung der Untersuchung: Die kinderärztliche Untersuchung ist für die Eltern von großer Bedeutung, denn das viele Schreien ihrer Babys hat bei ihnen Ängste um die körperliche Gesundheit ausgelöst. Sie ist daher essentieller Bestandteil jeder Erstkonsultation. Neben häufig vorkommenden somatischen Ursachen gibt es seltenere Erkrankungen, welche zu vermehrtem Schreien oder Unruhe führen können (s. folgende Tab.) und die nicht übersehen werden dürfen. Wir haben diese Diagnosen im Abschnitt 2.2 »Medizinische Ursachen für das kindliche Schreien« beschrieben. Oft sind die Kinder schon von ihrem Kinderarzt eingehend untersucht worden, und deshalb finden wir in unserer medizinischen Untersuchung selten neue relevant pathologische Befunde. Wenn wir die Eltern dazu bringen möchten, mögliche psychodynamische Zusammenhänge anzunehmen, brauchen sie zwingend immer eine sorgfältige Abklärung und den nachvollziehbaren Ausschluss von somatischen Ursachen. Die Eltern machen sich Sorgen, dass das Schreien ein Zeichen für eine gefährliche somatische Ursache sei. Bei einem Hinweis auf eine körperliche Ursache muss diese weiter abgeklärt und allenfalls bestätigt werden. Wenn dies nicht der Fall ist, müssen wir mit klaren, nachvollziehbaren Argumenten aufzeigen können, warum wir die von den Eltern vermuteten Ursachen ausschließen. Es ist daher von großer Wichtigkeit in der Anamneseerhebung oder der körperlichen Untersuchung herauszuhören, an welche Ursachen Vater und Mutter schon gedacht haben. Auf Grund der eigenen peri- und postpartalen hormonellen Veränderungen sind Eltern häufig sensibler, besorgter und verletzbarer. Sie machen sich rasch große Sorgen, dass ihr Kind eine Erkrankung habe, die sie aus ihren Herkunftsfamilien kennen. Solche Ängste, die vor unserer transdisziplinären Untersuchung in einer Art *Black Box* verdrängt, versteckt und abgeschlossen aufbewahrt worden sind, müssen mitteilbar werden. Erst dann können wir die Eltern beruhigen und die somatischen Ursachen gemeinsam ausschließen. Oft haben Eltern schon einige Beratungen hinter sich, und wir stellen fest, dass die Ratschläge nicht umgesetzt werden konnten. Häufig deshalb, weil die Ängste nicht aus der o. g. *Black Box* herausgeholt worden sind. Manche Eltern brauchen auch zur Absicherung eine weitergehende Untersuchung ihres Babys, wie einen Ultraschall oder eine Blutentnahme. Wichtig ist aber nicht nur, *dass* untersucht wird, sondern vor allem *wie* untersucht wird.

Tab. 1: Häufige und seltene somatische Ursachen für exzessives Schreien

Häufig	Selten	Rarität
Refluxösophagitis (GERD) Milchunverträglichkeit/ -allergie Kopfgelenkinduzierte Symmetrie-Störung (KISS) Pruritus bei trockener Haut	Inguinalhernie Intestinale Passagestörung Zungenband Schluckstörungen unerkannte Fraktur neurologische Störung Schütteltrauma ADHS, ASS (als Frühzeichen)	Torniquet-Syndrom Syndromale Erkrankungen (z. B. Cri-du Chat-Syndrome) Anomalous left coronary artery from the pulmonary artery = ALCAPA- Syndrome Herzinsuffizienz diverser Ursachen

Ablauf: Zunächst sorgen wir für eine **komfortable Untersuchungssituation** für das Kind und den Untersucher. Ein Säugling wird auf der Untersuchungsmatte untersucht, Kleinkinder immer auf dem Schoß der Eltern. Die Untersuchungsmatte ist auf einem höhenverstellbaren Bett platziert, sodass ich (R. G.) sowohl stehend als auch im Sitzen untersuchen kann. Zunächst wird das Kind vorsichtig und mit entsprechendem Ansprechen vom Elternteil übernommen und – mit Ansage – meist in Rückenlage auf die Matte gelegt. Dann bleiben meine Hände am Kind, entweder an Kopf und Gesäß oder im Schulterbereich, sodass sich das Kind ruhig an die neue Situation gewöhnen kann. Dieses Vorgehen wird den Eltern und dem Kind klar kommuniziert:

»Ja, jetzt kannst Du hier schön liegen und dich einmal neu orientieren. Es ist ja wirklich alles wieder ganz neu für Dich hier, und auch die Perspektive musst Du wechseln und siehst hier plötzlich ein neues Gesicht!«

Die direkte Ansprache des Babys ist äußerst wichtig, denn erst dadurch werden sich die Eltern häufig bewusst, welche Anpassungsleistung ihr Kind selbst bei wenig alltäglichen Verrichtungen leisten muss. Dadurch wird auch klar, dass häufig die Verlangsamung von Abläufen oder Beruhigungstechniken dem Kind erst ein »Mitkommen« in der Realität ermöglicht. Während ich nun das Kind in der gehaltenen Situation beobachte – meist bleibt es ruhig und schaut vorsichtig auf einen Punkt, eine Fläche oder eine Schattenfigur an der Decke, fixiert diesen über längere Zeit –, beschreibe ich den Eltern die Situation, wie sie das Kind erlebt.

»Der Loris ist jetzt ganz ruhig und schafft es sogar, auf dem Rücken zu liegen. Dazu halte ich ihn ganz sanft an den Schultern und begrenze ihn – allfällige Bewegungen, wie jetzt zum Beispiel (er zappelt etwas mit den Armen), werden sanft gehalten, das ist wichtig für ihn«.

Dieses »Gehaltensein« im Sinne eines körperlichen Holdings ist besonders für Säuglinge in den ersten sechs Monaten sehr wichtig, um zur Ruhe zu kommen oder in Ruhe zu bleiben. Dass dies nur dann gelingen kann, wenn die Eltern selbst einigermassen ruhig bleiben können, ist offensichtlich. Doch wie soll das erschöpften Eltern noch gelingen? Während der Untersuchung sprechen wir die Eltern immer wieder an und beschreiben das zu Beobachtende:

»Sehen Sie, wie es nun gut gelingt mit dem Halten, ich muss ihn gar nicht aufnehmen oder schaukeln. Das geht aber nur, weil auch ich bequem sitze. Die Liege ist für mich nicht zu hoch oder zu tief, auch mein Rücken tut mir nicht weh und sogar die Arme können in dieser Situation bequem auf der Matte liegen!« (→Abb. 1)

Auch wenn es eine Binsenwahrheit ist, wird das von erschöpften oder in Stress geratenen Eltern häufig nicht mehr wahrgenommen. Meist hüpfen sie durch die Wohnung, sitzen auf unbequemen Stühlen in der Küche bei laufendem Dampfabzug oder stehen mit Rückenschmerzen an der Wickelkommode beziehungsweise beim Bettchen. Wir suchen dann gemeinsam nach Möglichkeiten, wie sie zuhause in einer bequemeren Situation ihr Baby wickeln oder einfach mit ihm sprechen und spielen können.

»Vielleicht haben Sie zuhause eine Matte. Legen Sie diese doch auf den Esszimmertisch und da sitzen Sie dann bequemer«.

Kommentar: Oft können wir den Vater als einen Co-Therapeuten für die Mutter-Baby-Beziehung gewinnen, indem wir ihn überlegen lassen, was es wohl für Orte in der Wohnung gibt, die für das Einrichten eines bequemen Platzes geeignet sind. Der Vater ist ja selbst oft erschöpft und zudem auch noch in seinem Selbstwertgefühl verletzt, weil er seine Partnerin beim Beruhigen des Babys bisher nicht erfolgreich unterstützen konnte. Wenn ihm unsere Anregung einleuchtet und er einen Plan für den entspannteren Umgang mit dem Baby zu Hause entwickeln kann, geht es ihm schon mal besser und er ist wieder motivierter, Mutter und Baby zu unterstützen.

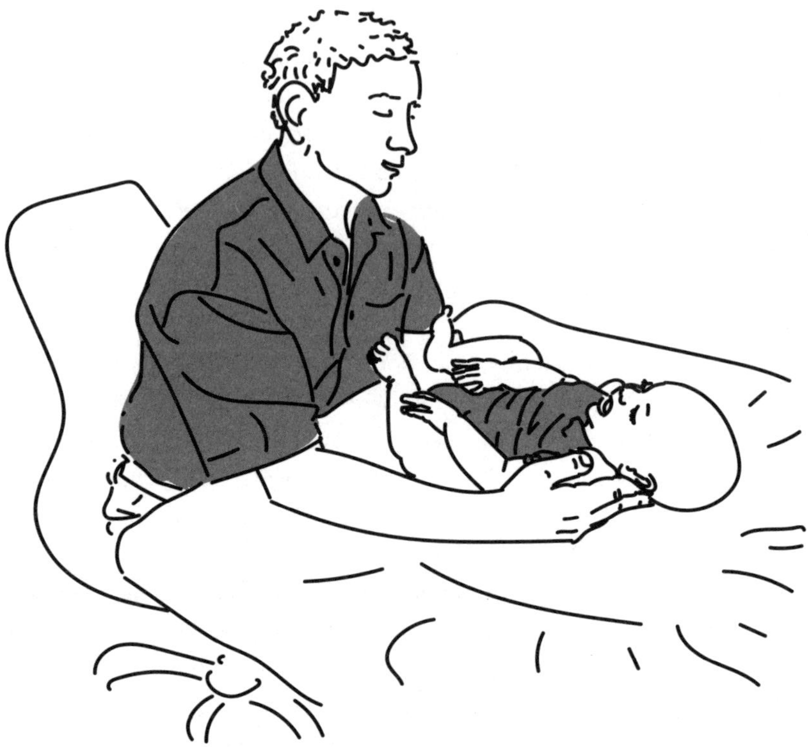

Abb. 1: Positionierung in der pädiatrisch-therapeutischen Untersuchung
Merke: 1. entspannte Position des Untersuchers im Sitzen, 2. gehaltene Position des Kindes: Hände angelegt an den Schultern und über dem Oberarmbereich (nicht in der Achsel), intermittierendes Abstützen der Beinchen am Untersucher

Nun beginne ich mit der eigentlichen pädiatrischen Untersuchung des Kinds. Als erster Schritt erfolgt die **neurologisch-verhaltensorientierte Untersuchung**. Ich beobachte, wie sich das Kind bewegt. Besonders achte ich auf die Kopfhaltung und -drehung in verschiedenen Positionen, Bewegungsmuster von Armen und Beinen – mit Fokus auf die Variabilität und den Tonus, also ob z. B. regelmäßiges oder gar dauerndes Fäusteln gezeigt wird.

Eine eingeschränkte Variabilität von Bewegungsmustern und vermehrtes Fäusteln müssen uns daran denken lassen, dass das Kind längere Stressphasen erlebt hat und deshalb eine angespannte Haltung einnimmt. Für diesen Stress können länger anhaltende Frustrationen in der Interaktion mit den Bezugspersonen, aber eben auch somatische neurologische und andere Gründe verantwortlich sein. Beispielsweise ist es die Gastroösophageale Refluxkrankheit GERD, durch welche Säuglinge sehr irritiert werden können. Ein genereller Hypertonus muss mich besonders auf-

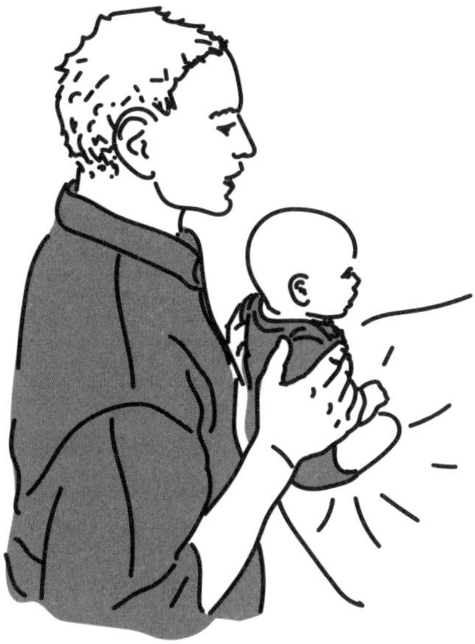

Abb. 2: Untersuchung in sitzender Position. Der Säugling sitzt mit Rücken und Köpfchen leicht angelehnt am Untersucher, die Beinchen gut auf die Untersuchungsmatte. Wieder wird der Schulterbereich vom Untersucher gut gehalten, damit das Kind nicht mit den Armen flottiert.

merksam werden lassen. In der Untersuchung achte ich also auf spezifische Anzeichen für einen GERD, wie ein Überstrecken bis zum sog. Arching, also einer vollkommenen Retroflexion des Kopfs und der Arme sowie Hyperextension der Beine im Hüftgelenk, oder den andauernden Schluckauf. Nicht selten sehe ich das Fäusteln auch bei bereits auf GERD behandelten Säuglingen oder bei solchen, die Monate vorher darunter gelitten haben, nun aber keinen eigentlichen Reflux mehr haben. Dass sie trotzdem noch diese Anzeichen zeigen, liegt daran, dass ihr junges Nervensystem, ihre Körperseele würde E.G. sagen, sich an dieses Verhalten gewöhnt hat und dann selbst bei einem kleinen inneren Reiz wieder mit dieser Anspannung reagiert. Man kann also von einer Konditionierung sprechen. Auch wenn die Ursache nicht mehr da ist, hat sich das System bereits derart an diese Störung gewöhnt, dass der Hypertonus bzw. die Hypersensibilität ohne die ursprüngliche Ursache fortbesteht. Gerade in solchen Fällen ist die Kombination von sorgfältiger medizinischer Untersuchung und gleichzeitiger therapeutischer Gesprächsführung wichtig. Das Nachvollziehen unserer Erklärungen und das gemeinsame Verstehen der beobachteten Symptome verschafft vielen Eltern Erleichterung. Es ist ein wesentliches Anliegen von dem, was wir »Information therapy« nennen.

Natürlich gibt es noch andere Gründe für den Hypertonus bei Säuglingen und

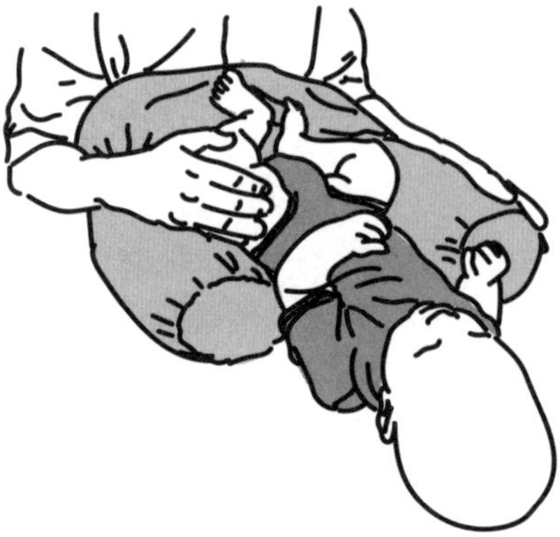

Abb. 3: Ruheposition in Entspannung und Begrenzung. Der Säugling liegt mit angewinkelten Beinchen, die auf dem Stillkissen liegen. Die Arme können frei bewegen – oder dürfen gehalten werden. Hier wird aber die Begrenzung über den Beckenbereich und das sanfte Halten der Oberschenkel erreicht.

diese müssen stets in Betracht gezogen, abgeklärt und allenfalls therapiert werden. Dazu zählen neben angeborenen neurologischen Störungen – wie z. B. eine Hirnblutung oder cerebrale Hypoxie beispielsweise bei Frühgeborenen – auch Reizungen des ZNS, ein Schütteltrauma und muskuloskeletale Belastungen wie das KISS-Syndrom oder die häufig durch Osteopathen oder Kraniosakraltherapeuten diagnostizierten postnatalen Dysregulationsmuster unterschiedlicher Ätiologie. Gerade das Schütteltrauma als schlimmste Konsequenz bei chronisch überforderten Eltern ist eine Diagnose, an welche im Rahmen der klinischen Untersuchung stets gedacht werden muss.

Immer untersuche ich die Kinder auch in Rückenlage, Bauchlage und im Sitzen. Dabei achte ich auf ein gutes »Gehaltensein« des Kinds. Dies bedeutet, dass das Kind sich stets gehalten und gestützt fühlt. In Abb. 1 sehen wir die wichtigen Punkte in Rückenlage, Abb. 2 zeigt die Position und Abstützung in der gehaltenen Sitzposition. Abb. 3 zeigt dann eine mögliche Ruheposition des Kinds in entspannter und gut begrenzter Position. Stets werden das Kind und auch die Eltern vorgängig über den nächsten Untersuchungsgang informiert:

»Jetzt wird es kurz etwas schwierig, da ich Dich aufnehmen muss ... und ja, jetzt liegt dein Köpfchen ganz auf der Unterlage, das kann unangenehm sein!«

Wie oben bereits erwähnt soll damit den Eltern auch klargemacht werden, welche Anpassungsleistung ein Säugling im ganz normalen Umgang leisten muss.

»Stellen Sie sich mal vor, Sie können sich nicht selbst bewegen und werden ständig

durch die Umgebung getragen, gedreht, aufgenommen und hingelegt, wem würde da nicht rasch schwindlig werden!?«

Dazu gehört dann auch ein ganz unschweizerisches Lob, wenn etwas gelingt, etwa:

»Das macht Andrina aber gut, wie sie das Köpfchen schon so gut zur Seite dreht ... und gar heben kann«.

Überhaupt ist es wichtig, in der Untersuchung den salutogenetischen Ansatz zu verfolgen. Immer das Gesunde und schon Erworbene betonen und auf die im Augenblick der Untersuchung erlebbaren schönen Momente aufmerksam machen – ein kurzer Blickkontakt des Babys mit seinen Eltern oder zu mir, dem Untersucher, ein Lächeln oder einfach eine entspannte Situation. Leider übersehen viele Eltern von Schreibabys aufgrund der andauernden Belastung diese vielen kleinen gelingenden Kontaktaufnahmen oder Blickkontakte und sie müssen wieder aktiv darauf aufmerksam gemacht werden. Dann nehme ich das Kind vorsichtig aus der Bauchlage in die – an mich angelehnte – Sitzposition (s. Abb 2), und wieder ist mein Kommentar, zu dem was gerade passiert, wichtig:

»Wie schön Du jetzt hier sitzen kannst und – die Welt sieht hier ganz anders aus — schau mal wer da sitzt ... (der Säugling schaut nun zur Mutter) kennst Du dieses Gesicht nicht etwa schon?«

Wir nehmen uns einen Moment Zeit in der neuen Position, und dann untersuche ich die Kopfdrehung des Kinds: Ist diese frei oder gibt es einen federnden Widerstand als Zeichen für eine KISS-Problematik oder gar eine Seitenasymmetrie als Hinweis für einen Schiefhals? Ist die Seitneigung frei? Sehen wir Änderungen der Schädelform, insbesondere einen meist lagerungsbedingten Plagiocephalus? Allfällige Befunde werden den Eltern gleich gezeigt, damit wir dann in einem nächsten Schritt das therapeutische Vorgehen ansprechen können. Die erweiterte Interaktionsdiagnostik, welche wir meistens per Video aufnehmen, erfolgt in einem separaten Setting und wird erst in einem Folgegespräch mit den Eltern besprochen.

Es folgt die klinische Untersuchung von **Herz und Lunge** in Rückenlage. Selten wird eine kardiologische Störung entdeckt, aber sie muss ausgeschlossen werden. Daher achte ich auf allfällige Herzinsuffizienzzeichen, palpiere den Herzimpuls, höre auf Systolikum und allenfalls Ausstrahlungen, insbesondere axillär oder ins Jugulum. Bei Hinweisen auf eine mögliche Aortenisthmusstenose (AIS) gehören Blutdruckmessungen an allen Extremitäten zur Untersuchung. Selten und meist nur anamnestisch erfassbar sind Herzinsuffizienzzeichen aufgrund aberrierender Aortenabgänge, z. B. ein ALCAPA–Syndrom, für dessen finale Diagnostik eine kardiologische Facharztuntersuchung notwendig ist.

Die nun folgende Untersuchung des **Abdomens** ist für die meisten Eltern von großer Bedeutung. Schließlich wird das Schreien des Babys am häufigsten mit einer abdominalen Symptomatik wie einer Unverträglichkeit, einem vermehrten Aufstoßen oder den kolikartigen Schmerzen assoziiert. Auch wenn die Ursache von andauerndem Schreien manchmal tatsächlich vom Abdomen (→Kap 2.2) herkommen kann, ist ein entsprechender klinischer Befund eher selten. Ich untersuche mit kurzer Perkussion und zunächst oberflächlicher, dann tieferer Palpation. Meistens wird dies gut ertragen, und ich benutze die Situation, um die therapeutische Möglichkeit der tiefen Palpation zu zeigen. Dabei wird das Bäuchlein nicht nur oberflächlich massiert, sondern vorsichtig, stets an die Atmung des Kinds adaptiert, auch in die Tiefe gedrückt. Man kann dann im Falle einer Invagination oder eines Volvulus selten tatsächlich einen Widerstand spüren, meist sind es eher geblähte Darmschlingen, welche hier verschoben werden.

Wieder ist die Information therapy ein wichtiger Bestandteil der aktiven Untersuchung:

»Wenn Sie das Bäuchlein in einem Moment der Ruhe massieren oder sogar etwas tiefer palpieren, dann geben Sie dem sensorischen Nervensystem die Information, dass Druck nicht unbedingt Schmerz bedeutet. Im Falle von Druck aufgrund von Aufstoßen, Verdauung oder einfach Gasbildung ist das Nervensystem bereits ›trainiert‹ und führt dann zum Schreien. Wenn Sie regelmässig vorsichtig tiefer palpieren, wird dieses Druckgefühl als normal und nicht mehr als Schmerz empfunden«.

Eine inguinale **Hernie** habe ich bisher in einer klinischen Routineuntersuchung nie gefunden, hier ist die entsprechende Anamnese richtungsweisend. So verzichte ich auch auf die schmerzhafte Palpation des äußeren Inguinalrings, um einen allfälligen Hustenanprall der Hernie zu spüren.

Ein Blick auf die **Extremitäten** ist immer sinnvoll, auch wenn wir bisher noch nie ein Torniquet-Syndrom oder eine unerkannte Fraktur als Ursache von ständigem Schreien gefunden haben. Dasselbe gilt dies für Untersuchung von **Hals, Nase, Ohren und Lymphknoten** im Halsbereich. Bei Schluckstörungen in der Anamnese wird oral genauer hingesehen: Gibt es Hinweise für ein verkürztes Zungenband? Allenfalls beobachte ich auch Schluckmuster beim Stillen oder der Fläschchenfütterung. Die Beobachtung einer Stillsequenz ist vor allem dann wichtig, wenn aufgrund der Anamnese eine still- bzw. ernährungsassoziierte Unruhe oder Weinen beschrieben wird oder wenn eine Fütterungsstörung vorliegt. Optimal findet dies aufgrund einer Videoaufnahme im Rahmen der Videoarbeit statt. Neben einfachen Störungen, wie eben Trinkerschwerung durch Zungenband- oder Schluckschwierigkeiten durch KISS, können komplexere Schluckstörungen durch anatomische Auffälligkeiten (hoher Gaumen, isolierte Mikro- oder Retrognathie, Pierre-Robin-Sequenz) oder gar das typische Schwitzen und der frühzeitige Trinkabbruch bei Herzinsuffizienz oder einer ALCAPA-Anomalie beobachtet werden. In der Videoaufnahme können dann noch weitere verhaltensbedingte Pathologien des Trinkmusters erfasst und in einem Folgegespräch beurteilt und als Basis für die Therapie aufgenommen werden.

Als Letztes soll das **Integument** beurteilt, also ein Hautstatus gemacht werden. Dabei ist das klassische Neugeborenenexanthem, der Milchschorf oder das seborrhoische Exanthem eigentlich kaum mit vermehrtem Schreien assoziiert, vielmehr generelle Xerosis, also Hauttrockenheit, welche zu einem Pruritus führen kann, den der Säugling als unangenehme und störende Sensation wahrnimmt und daher auch entsprechend weint. Ein Therapieversuch mit einem Antihistaminikum kann dann Wunder bewirken. Natürlich sind immer wieder virale Exantheme beobachtbar, welche u. a. eine Exazerbation des Weinens als Folge eines solch milden Infekts durchaus erklären können.

Im Anschluss an diese klinische Untersuchung erfolgt eine Zusammenfassung der Befunde und die Erstellung eines Maßnahmenplans.

6.2 Die Zusammenfassung der Befunde

Die Eltern erwarten gespannt die Ergebnisse der Anamneseerhebung und der klinischen Untersuchung. Diese müssen daher in Ruhe und gut zusammengefasst erfolgen. Wir wissen, dass viele ärztliche Kolleginnen und Kollegen häufig unter großem zeitlichen Druck stehen. Aber trotzdem appellieren wir an sie: Nehmen Sie sich Zeit für die ruhige Vermittlung der Abklärungsergebnisse.

> **Merke**
> Mangelhaft aufgeklärte Eltern hören nicht auf, immer wieder neue Abklärungen zu verlangen.

Wichtig ist es, abschließend alle schon vorher gemachten Untersuchungsschritte zu beschreiben. Wir beginnen mit den Ergebnissen der neurologischen Untersuchung. Häufig finden wir Befunde, welche die Angespanntheit des Kinds bestätigen. Einige Eltern haben sich Sorgen gemacht, dass ihr Kind eine Cerebralparese habe oder frühe Zeichen eines ADHS oder einer Autismus-Spektrum-Störung zeige. Wenn diese Sorgen von den Eltern ausgesprochen worden sind, gehe ich gezielt darauf ein und kann sie in den meisten Fällen – medizinisch begründet – entkräften. Wenn die Eltern selber keine der o.g. Verdachtsdiagnosen ausgedrückt haben, vermeide ich die Wahl solcher »gefährlichen« vorschnellen Diagnosebegriffe, da sie die Eltern verunsichern. Bei einem klinisch auffälligen Kind ist eine weitergehende neuropädiatrische Untersuchung indiziert. Nochmals betonen wir, dass das Erkennen eines konditionierten Verhaltens beim Kind so wichtig ist. Die körperliche und seelische Anspannung war die logische Reaktion auf schmerzhafte Reize. Obwohl in der Folge der Schmerz auslösende Vorgang gar nicht mehr da ist, kann ein Baby auch bei viel geringeren Reizen wieder mit körperlicher Anspannung reagieren. Diese neurologisch bedingte Konditionierung wird von den meisten Eltern verstanden und beruhigt sie.

Die Besprechung der abdominalen Untersuchung ist für die Eltern ebenfalls von großer Bedeutung. Nicht ohne Grund heißen Schreibabys im englischsprachigen Raum »colicky babies« – die verschiedenen Ursachen werden auf Koliken »reduziert«. Häufig erkläre ich hier die kindliche Wahrnehmung von Unwohlsein und Schmerz mit dem Hinweis auf die neurologischen Unreife des Säuglings, was zu einem besseren Verständnis der belastenden Situation führt. Nun werde ich also meine Befunde dieses Teils der Untersuchung den Eltern so mitteilen, dass sie jeden Schritt genau nachvollziehen können.

Die weiteren Befunde aus dem HNO-Bereich, Extremitäten und Dermatologie werden immer auch erwähnt und bewertet, damit alles schließlich zusammengefasst ist, was aus kinderärztlicher Sicht Ursache für das prolongierte Schreien sein könnte. Bei dieser Zusammenfassung ist es wichtig darauf zu achten, dass die Eltern sich nicht von unseren Erklärungen erschlagen fühlen. Sie dürfen aber andererseits auch nicht erleben, dass wir sie oberflächlich und schnell beruhigen wollen.

Nach Abschluss der Untersuchung und der Beurteilung kommen wir zur Erfüllung des eigentlichen Auftrags: der Erstellung des Maßnahmenplans.

6.3 Konkrete medizinische Behandlungspläne

Von Adelle Atkinson, meiner Mentorin in Toronto, habe ich folgenden Grundsatz gelernt: »Better a bad plan than no plan«. Damit rettete sie uns immer vor unnötigen Einsätzen am Wochenende im Spital, weil für alle unsere Patienten vor dem Wochenende jeweils einen Maßnahmenplan erstellt worden war, an den sich die diensthabenden AssistentInnen halten konnten. Wenn wir also soweit sind, schauen wir uns nicht selten an und Egon meint: »Ich denke, Du hast bereits einen Plan!«, was meist auch stimmt.

Nachdem wir ein gemeinsames Verständnis für die Schwierigkeiten der aktuellen Situation erarbeitet haben, versuchen wir nun dem Wunsch der Eltern nachzukommen, eine nachvollziehbare Orientierungshilfe zu schaffen. Daher werden wir das weitere Vorgehen gemeinsam mit den Eltern planen und machen nächste Schritte fix ab. Wichtig ist es, genau darauf zu achten, was sich die Eltern zutrauen und in welcher Form die Umsetzung von Maßnahmen für sie möglich ist. Hier gilt die Grundregel, dass wir zwar einen Plan erstellen, dieser aber nicht sakrosankt umgesetzt werden muss.

Natürlich kommt als *erster Punkt* die allfällig weitere Abklärung von auffälligen Befunden – also z. B. Zuweisung zum Kinderneurologen, Gastroenterologen, Kinderkardiologen oder Kinderchirurgen. Ebenso werden weitere Untersuchungen wie Abdomen- oder Schädelsonografie oder Untersuchung von Blutwerten vorgeschlagen und geplant.

Der *zweite Punkt* ist die Erstellung eines Behandlungsplans angepasst an einen auffälligen Befund. Zum Beispiel ist diese indiziert bei einem Gastroösophagealen Reflux, einer möglichen Milchunverträglichkeit, einer Einschlafstörung, einer allfälligen Allergie oder auch bei einem Hautbefund.

Es folgt als Beispiel ein **Behandlungsplan bei möglicher Refluxkrankheit:**

Die Therapie der Refluxkrankheit ist allgemein bekannt und wird daher hier nur stichwortartig angesprochen. *Wichtig ist es, den Schmerz und das Unwohlsein im Zusammenhang mit der Nahrungsaufnahme zu unterbrechen.* Daher schlagen wir mechanische Maßnahmen vor, die wir nach Möglichkeit demonstrieren, oder empfehlen ein Medikament.

Mechanische Maßnahmen Bereits 15–20 Minuten andauerndes Aufrechthalten des Säuglings nach dem Trinken führt zu einer Verbesserung. Die Nahrung bleibt dort, wo sie zum Verdauen hingehört.

Eine weitere wichtige Maßnahme ist das **Eindicken** der Milch. Sie gelingt einfacher bei Säuglingen, die mit dem Fläschchen ernährt werden, kann aber auch beim Stillen angeboten werden. Dabei ist die korrekte Anleitung essentiell (s. Kasten). Auch hier ist die Idee, dass die dicklichere Milch weniger schnell aufgestoßen wird, was zu weniger Symptomen führt.

Für die Pflege von Babys, die durch einen Reflux geplagt werden, ist es besonders wichtig, dass die Prinzipien der Kinästhetik beachtet und zum Zug kommen.

Die Konsequenz ist, dass wir die bekannte **Kopfhochlagerung** (»Schräglagerung«)

beim Liegen empfehlen. Diese kann entweder mit Anlegen von Ordnern unter die kopfseitigen Bettpfosten erfolgen oder mit dem Einbetten von Tüchern nach der 3-Stufenlagerung.

Unterstützend ist auch die Lagerung des Kinds mit einem Stillkissen, welches unterhalb des Beckens und beidseits seitlich des Kindes gelagert wird (siehe oben Abb. 3).

Bei solch einer Lagerung kommt es zu einem interaktiven Prozess durch zwischenmenschliches Berühren, und das Baby kann sich auch selbstwirksam erfahren.

Auf diese Weise wird ein wesentliches Anliegen der Kinästhetik beachtet, dass in der Pflege von Menschen, egal wie alt sie sind, darauf geachtet wird, sie nicht als zu bewegende und zu hebende Lasten zu begreifen und zu behandeln.

Bei älteren Säuglingen ist auch die Lagerung in einer Zewi®-Decke hilfreich, aus welcher der Säugling nicht abrutschen kann.

Anleitung zur Andickung der Milch

Einerseits gibt es bereits vorgefertigte industrielle AR-Milchen, welche den Vorteil haben, dass sie rasch und einfach zubereitet werden können. Der Nachteil ist, dass die Eindickung »fix« ist, und gelegentlich zu Stuhlproblemen führen kann. Die Andickung kann individuell mit jeder Säuglingsnahrung mittels Eindickungsmittel (meistens Johannisbrotkernmehl) erfolgen. Dazu muss die Milch aber einige Minuten nach dem Mischen eindicken. Dies kann gerade beim schreienden Säugling sehr anstrengend sein. Vorteil ist, dass die Milch unterschiedlich fest eingedickt und so individuell angepasst werden kann. Dabei werden nur ½ oder 1/3 des Eindickungsmittels mit der Pulvermilch gemischt. Wichtig ist die Wahl der richtigen Öffnung des Schnullers, dabei soll bei umgekehrter Flasche die Milch heraustropfen, nicht aber im Strahl fliessen. Für stillende Mütter ist es möglich, das Eindickungsmittel mit Wasser anzumischen und zum Schluss des Stillens an die Brust zu »kleben« oder mittels Löffel dem Säugling anzubieten.

Medikamentöse Therapie Heute werden viele Kinder mit dem **Anschäumungshemmer** Dimethicon (Flatulex®) behandelt, einem Medikament, welches das Anschäumen von Flüssigkeiten verhindert. Für Säuglinge, welche viel »Luft ansaugen«, insbesondere durch hastiges Trinken, ist das Medikament hilfreich. Zusätzlich ist es geschmacklich süß und wird daher gerne von den Kindern eingenommen. Es führt zu vermehrtem und intensiverem Saugen und damit zur Beruhigung. Säuglinge mit klinischem Hinweis auf symptomatische Ösophagitis werden über 2 Wochen mit einem **Säurehemmer** (Omeprazol, Nexium®) 1 mg/kg Körpergewicht 1x tgl. behandelt. Die Wirkung wird durch Säurehemmung erreicht. Sie stoppt die Reizung der Schleimhaut, führt zu weniger Schmerz in der Speiseröhre und zur Verminderung des Refluxes.

Nahrungszusätze und natürliche Behandlungsmittel Die Behandlung mit einem **Probiotikum** bringt unserer Erfahrung nach wenig beim Säugling mit aktuellem Schreien. Zugaben wie Lactobacillus reuteri (Bigaia®) sind als Optimierung der Darmflora zu verstehen und haben eine prophylaktische Wirkung auf das Entstehen von dysfunktionellen Darmbeschwerden des Säuglings. Im Rahmen der Regulation über fixe Mahlzeiten empfehlen wir leicht gesüßte, milde, handwarme Teezubereitungen oder einfach Wasser. Fencheltee wird heute wegen möglicher (aber nicht bewiesener) Kanzerogenität nicht mehr empfohlen. Auf phytotherapeutischer Ebene wird weiterhin gerne eine Mischung von Fenchel, Kümmel und anderen Zutaten gegeben. Diese ist im angelsächsischen Raum weit verbreitet und wird als Gripe Water bezeichnet. Es gibt verschiedene Zubereitungen dieser Lösung und es muss mit der in Naturprodukten erfahrenen Apotheke die jeweilige Menge pro Tag abgesprochen werden.

Behandlungsplan bei bewiesener oder vermuteter Kuhmilchunverträglichkeit
Bei entsprechendem Verdacht sollen sich stillende Mütter möglichst kuhmilchfrei ernähren. Bei Flaschenkindern mit Hinweis für Allergie/Unverträglichkeit erfolgt die Umstellung auf eine vollhydrolisierte Milch (wie Pepti Syneo® oder Alfaré®, seltener einer Aminosäurenmilch (z.B. Syneo AS®). Zur Finanzierung von letzterer durch die Kassen braucht es immer einen vorgängingen Versuch mit einer vollhydrolysierten Milch. Es kann auch eine nicht-kuhmilchbasierte Milch versucht werden – heute groß im Trend: Ziegenmilch (als Pulver erhältlich) oder vegane Milchen (reis- oder soyabasierte angereicherte Milchen).
Verdauungsunterstützende Maßnahmen mit Probiotika, z.B. Bigaia Trpf. 5 ggt 1x tgl. für 2 Monate, seltener Phytotherapie wie Gripe Water nach Bedarf, Lindenblütentee o.ä. allein (leicht gezuckert, da bitter!) oder als Basis für die Pulvermilch. Wir besprechen diese Maßnahmen gelegentlich auch mit TCM-Therapeuten oder Homöopathen.
Unterstützende Maßnahmen sind: eine oberflächliche Bauchmassage mit z.B. Koliköl von Farfalla®, allenfalls auch eine tiefe Bauchmassage mit leichter »Belastung« der Darmanteile durch den dosierten Druck der tiefen Palpation oder die Durchführung der japanischen Shonishin-Therapie (eine Form von massierender TCM-Therapie).

Wenn nichts von dem Aufgezählten hilft, empfehlen wir die probatorische Gabe von Paracetamol supp/Trpf. 10 mg/kg KG/dosi 3x tgl. für 1 Woche. Dies vor allem, wenn das Kind weiterhin viel weint und wir annehmen müssen, dass die kindliche Schmerzschwelle entsprechend tief liegt.
Behandlungspläne aus entwicklungspädiatrischer und entwicklungspsychologischer Sicht werden in Kapitel 7 erklärt.

KAPITEL 7

Behandlungsplan bei Einschlaf- und Durchschlafstörungen

In unserer Sprechstunde erleben wir viele Kinder und Familien, deren Schlaf- und Ernährungsverhalten völlig aus den Fugen geraten sind. Man kann sagen, dass Schlaf und Ernährung der ganzen Familie stark dysreguliert ist. Uns werden nicht selten chaotisch verlaufende Ernährungs- und Stillversuche geschildert sowie höchst anstrengende Versuche, das Baby oder Kleinkind zum Einschlafen, beziehungsweise zum Durchschlafen zu bringen. Wenn sich solche Muster in der Betreuung des Kindes gebildet haben, die zwangsläufig in einer starken Erschöpfung der Eltern enden, können diese sicher nicht mehr die Kraft und die Geduld aufbringen für die Aufgabe als Co-Regulatoren ihrer Kinder bei deren Entwicklungsaufgabe, langsam eine Selbstregulationskompetenz zu entwickeln. Je nach Situation passen wir unsere Beratung an.

Häufig treffen wir folgende Standardsituation an: Eine Mutter bringt ihr schon älteres Kind (9 Monate oder älter) weiterhin nur mit Stillen zum Einschlafen und ist davon überzeugt, dass sie auch in der Nacht ihrem Kind häufig die Brust geben muss. Bevor wir einen Plan mit beiden Elternteilen erarbeiten, müssen wir gemeinsam mit den Eltern verstehen, wie es zu diesem kraftzehrenden Muster gekommen ist.

Weshalb meint die Mutter, dass nur das Stillen zur Beruhigung des Kinds führt? Die Beantwortung dieser Frage ist essentiell, um eine gemeinsame Lösung zu finden. Hier sollten wir vorsichtig und sorgfältig explorieren, welche Sorgen die Mutter dazu bewogen haben, sich derart aufzuopfern und welche manchmal noch nicht bewussten Bedürfnisse eine Rolle spielen.

Zum Beispiel meint sie, dass der Schlaf des Vaters auf keinen Fall gestört werden darf, weil es seine anstrengende Arbeit und seine Gesundheit nicht verantworten lassen. Oder der Vater hat bereits eine schwere Schlafstörung, was zu besonderer Rücksichtnahme in der Familie führt. Weiterer Schlafentzug könne dann für den Vater schädlich oder gar gefährlich werden. Seine Unterstützung zum Erreichen einer besseren Regulation des kindlichen Schlafverhaltens wird daher minimal ausfallen.

Gar nicht so selten haben wir Elternpaare angetroffen, von denen eine/einer mit dem Handikap Epilepsie lebt. Wenn solch ein Elternteil dann zu sehr in der Betreuung eines anspruchsvollen Babys miteingespannt werden soll, besteht die Gefahr, dass eine erworbene Selbstkontrolle der Anfallsbereitschaft verloren geht mit schlimmen Folgen, unter denen die ganze Familie dann leidet (vgl. Heinen & Schmid-Schönbein, 2002).

Bei solch einer Belastung werden wieder die Grenzen der Kleinfamilie sichtbar. Natürlich wäre es wünschenswert, wenn das Elternpaar auf eine flexible Unterstützung durch weitere verbindliche Bezugspersonen zurückgreifen könnte, damit die Hauptbindungspersonen nicht in eine totale Erschöpfung geraten.

In einer anderen Situation macht sich die Mutter ein schlechtes Gewissen, weil sie nicht sofort nach der Geburt wegen eigener Erkrankung oder derjenigen ihres Babys nicht stillen konnte. Sie muss jetzt bis zum letzten Tropfen Milch kompensieren (»Am I a good animal?«-Problematik[5]). Nicht selten hat eine Mutter, die wegen einer Komplikation bei der Geburt längere Zeit stärker geschwächt war, die Sorge, sie habe ihrem Baby nicht das nötige erste Urvertrauen geben können und opfert sich deswegen überdurchschnittlich auf.

Solch belastende Erfahrungen und Schlussfolgerungen müssen erkannt und mit den Eltern besprochen werden. Erst wenn deren Bedeutung geklärt ist, können wir konkrete Schritte für eine Entlastung der übermäßig erschöpften Mutter planen.

Jede Familie erhält in der Folge ihren eigenen Behandlungsplan, welcher an ihre Situation angepasst ist. Dieser wird dann zusammengefasst und den Eltern schriftlich mitgegeben. Eine Evaluation findet nach 1–2 Wochen in einem Folgetermin statt, und der Plan wird gegebenenfalls angepasst.

Die Hauptelemente der Beratung

7.1. Die Haltung der Eltern
7.2. Selbstregulationskompetenz
7.3. Das 24-Stunden-Protokoll
7.4. Einschlafregeln und Gestaltung des »Sicheren Orts«
7.5. »Tag rettet die Nacht«-Regel

5 Darunter verstehen wir das elementare Bedürfnis vieler Frauen, ihr Kind stillend ernähren zu können.

7.6. Regulation durch »Restaurantzeiten«
7.7. Entlastungsmöglichkeiten für die Rettung des elterlichen Schlafes
7.8. Vorgehen bei Energielosigkeit, außerordentlicher psychischer Belastung und Indikation von Kinderschutzmaßnahmen

7.1 Die Haltung der Eltern

Es reicht nicht, dass die Eltern intellektuell unsere Ideen nachvollziehen können. Sie müssen innerlich davon überzeugt sein, dass auch sie ein Recht auf Schutz vor dem »Aufgefressen-Werden« haben und sie ihrem Kind ein Stück Entwöhnung zumuten dürfen. Nicht selten treffen wir auf Elternpaare, welche zwar eine Änderung herbeiführen möchten, aber bei denen nicht beide von diesem *Elternrecht* gleichermaßen überzeugt sind. Das führt zu Spannungen innerhalb des Paars oder der Familie. Der Vater will schon lange eine Änderung umsetzen, scheitert aber mit seinem Vorhaben, weil die Mutter wegen ihrer Schuldgefühle nicht voll mitmachen kann. Bei jedem Schreien des Kinds wacht sie auf und steht dann plötzlich im Zimmer, in dem der Vater das Kind zu beruhigen versucht. Die Folge ist, dass der ursprünglich zum Engagement bereite Vater sich dann wieder frustriert zurückzieht.

Wir erklären den Eltern, wie sehr bereits ein Säugling die ambivalenten Gefühle seiner Mutter gegenüber den Beruhigungsversuchen des Vaters spüren kann und dann erst recht schreiend die gewohnte Brust wiedereinfordert. Er wird alles dafür tun, nahe bei seiner primären Bindungsperson zu bleiben und er wird dieses Sicherheitsgefühl wachsam und hartnäckig zu »kontrollieren« versuchen. Weiter führen wir aus: *»Es ist wichtig, dass die Eltern eine Veränderung der Betreuung nicht nur durchzuführen versuchen, weil wir es so verordnet haben. Vielmehr müssen sie davon überzeugt sein, dass sie etwas Gutes für die gesamte Familie leisten, wenn sie sich beide vor einer totalen Erschöpfung schützen.«*

Den Aufbau einer sicheren Haltung der Eltern gegenüber den Bedürfnissen des Kindes und den eigenen Möglichkeiten halten wir also für zentral. Ohne eine klare innere Haltung der Bezugspersonen ist eine Umsetzung der Regulationsregeln nicht möglich. Nicht erkannte, ambivalente Einstellungen gegenüber einer Schlafumstellung sind auch der häufigste Grund, weshalb bisherige Schlafberatungen nicht erfolgreich waren.

Merke
Ohne eine klare innere Haltung der Bezugspersonen ist eine Umsetzung der Regulationsregeln nicht möglich.

7.2 Selbstregulationskompetenz

Von Selbstregulationskompetenz kann streng genommen erst ab ca. dem 5. Lebensjahr gesprochen werden, weil dann erst die nötige kognitive, emotionale und soziale Reifungsstufe erreicht werden kann, um Emotionen wie Angst, Ärger, Trauer, Neid, Scham und starke Lust bei sich zu erkennen, sie verbal mitzuteilen und zu regulieren.

Aber in der Säuglings- und Kleinkindphase braucht das Kind für das Erkennen seiner Emotionen und für die Selbstberuhigung ein menschliches Gegenüber im Sinne eines Co-Regulators, der die Ängste und Beunruhigung des Babys quasi »auffängt«, sich selber nicht von der Angst anstecken lässt und liebevoll beruhigt.

Die moderne Säuglingsforschung, zusammengefasst durch Martin Dornes (1993), hat viele frühe Kompetenzen des Säuglings entdeckt und zu Recht auf Fähigkeiten aufmerksam gemacht, die lange Zeit nicht in der Entwicklungspsychologie und Entwicklungspädiatrie gelehrt wurden.

Nun aber besteht die Gefahr, dass dem »kompetenten Säugling« (Dornes, 1993) zu früh eine Form von Selbstregulationskompetenz zugetraut und zugemutet wird, die Belastungen für seine psychische Entwicklung auslösen können. Eltern, unterstützt durch diverse Ratgeber (vgl. Strüber, 2022), muten ihrem Kind tagsüber zu lange andauernde Trennungen und abends zu stressende Einschlafsituationen zu.

»Ein Kind, das tagsüber zu wenig Nähe und Zuwendung bekommt, neigt dazu, nachts die Eltern aufzusuchen.« (Largo & Benz-Castellano, 2004, S. 25). Damit der Säugling einerseits bezüglich seiner möglichen Kompetenz nicht unterfordert und die Eltern andererseits gut angeleitet werden sollen, greifen wir auf das Wissen der *bindungsorientierten Eingewöhnung* in die Zeit des Einschlafens (Brisch, 2010, S. 100 ff) zurück.

Kinder brauchen in erster Linie geduldige und starke Eltern, die sich die Unterstützung durch weitere Bindungspersonen holen sollten, damit eine sichere Bindung und ein Urvertrauen aufgebaut werden kann. Neurobiologen betonen die Abhängigkeit der kindlichen Gehirnentwicklung von dieser bindungsorientierten Eingewöhnung in das Einschlafen. »Für das Leben des Kindes, für die Ausbildung einer ausgewogenen Chemie in seinem Gehirn, für seine Persönlichkeit spielt es aber eine große Rolle, ob es in seinen Bemühungen, zur Ruhe zu kommen immer und immer wieder Unterstützung erfährt und hierdurch lernt, sich selbst zu regulieren.« (Strüber, 2022, S. 264).

Das Einschlafen kann also das Neugeborene mit entsprechender Anleitung erlernen. Wir treffen aber häufig Familien an, in welchen diese Kompetenz dem Säugling gar nicht zugetraut wird. Die Betreuungspersonen gehen davon aus, dass ihr Kind diesen Übergang nur mit direktem Körperkontakt oder durch (hyper-)kinetisches Bewegt-Werden schafft. Dadurch geht die Chance auf die Entwicklung einer Selbstregulationskompetenz verloren.

Wir versuchen sie dafür zu motivieren, sich vorzustellen, dass das selbständige Einschlafen für das Kind einen Gewinn an Autonomie bedeutet. Dabei benutzen wir gerne folgendes Bild: *Es mag schön sein, in einem bequemen Rolls Royce von einem Fahrer durch die Welt gefahren zu werden, und man kann sich ganz schön daran gewöhnen. Aber das selbstständige Fahren und Lenken-Können eines eigenen Autos verschafft Befriedigung und ein gutes Selbstwertgefühl. Dem Kind zu helfen, selbst einzuschlafen, fördert also seine Selbstregulationskompetenz in Bezug auf Schlaf und auch in anderen Lebensbereichen. Dass es dabei zu einem auch herausfordernden »Abschied nehmen« kommt und länger geweint wird, ist für jeden nachvollziehbar, der einen Rolls Royce abgeben musste.* Es ist die Aufgabe der Eltern, diesen Übergang zusammen mit dem Kind auszuhalten und dieses auf dem Weg zu begleiten. Wir besprechen diesen schwierigen Moment im Detail mit den Eltern und erarbeiten mit ihnen einen umsetzbaren Plan.

7.3 Das 24-Stunden-Protokoll

Das Führen eines solchen Protokolls ist für *Analyse* wie auch Therapie entscheidend. Wir führen ein schriftliches Protokoll entsprechend einer Vorlage, welche wir von der Schlafsprechstunde des Universitäts-Kinderspitals Zürich übernommen und angepasst haben (→Anhang 24-Stunden-Protokoll, Vorlage 1). Wir bevorzugen diese manuelle Dokumentation im Vergleich zu den zahlreichen Apps, welche inzwischen erhältlich sind. Die fast ununterbrochene minutengenaue elektronische Dokumentation jeder Handlung mit dem Kind ist aus unserer Sicht stressig und für die Entwicklung einer sicheren Bindungsbeziehung störend. Das Protokoll kann ein oder zweimal täglich durch kurzes Überlegen und Nachvollziehen des bisher Geschehenen ausgefüllt werden. Gerade dieser Prozess des »Darüber-Nachdenkens und Sich-Klar-Machens, was man mit dem Kind erlebt hat« ist bereits Teil der Therapie und geht bei der elektronischen Dauerdokumentation verloren. Es werden die Einschlafzeit, die Schlafdauer und Essenszeiten des Kinds dokumentiert. Dazu kommt je nachdem die Dokumentation von Unruhe, Beruhigung (durch Herumtragen etc.) und Schreiphasen. Individuelle Ergänzungen wie das Dokumentieren der Zeitpunkte, wann man zum Beispiel den Schnuller einsetzt, oder das Beschreiben der unterschiedlichen Ernährungsformen (Fläschchen, Stillen, Brei) sind auch möglich. Dazu sollte man möglichst das erweiterte 24-Stunden-Protokoll (→Anhang, Vorlage 2) verwenden. Die Eltern sollen dann die Schlafsumme über 24 Stunden berechnen, und wir werden diese Dokumentation mit ihnen besprechen.

Therapeutisch benutzen wir das Protokoll zur Einführung von Regulationsmaßnahmen. Auch hier hilft die visuelle Darstellung zur Übernahme der besprochenen Ideen. Wir halten mit den Eltern beispielsweise fest, wann der Tag für sie mit der ersten Fütterung beginnen soll. Im Verlauf zeichnen wir die möglichen fixen Ernährungszeiten des Kindes im Plan ein, die wir als »Restaurantzeiten« bezeichnen, wie weiter unten ausgeführt.

In der Besprechung des Protokolls erkennen wir die Entwicklung und allenfalls die Veränderung des Schlaf-/Wachrhythmus. Für uns ist auch das Festhalten von Zeiten gelungener Interaktion – also von »guten Zeiten« – wichtig. Im klassischen Protokoll wird das durch Leerlassen des entsprechenden Zeitabschnitts abgebildet. Das führt zu einer rein defizitorientierten Wahrnehmung, und man konzentriert sich nur noch auf die belastenden Schrei- und Stressphasen in der Beziehung. Mittels spezifischer Markierung dieser »guten Zeiten« gelingt es, gemeinsam die Wahrnehmung auf das Gesamtverhalten des Kinds zu verändern. Die Eltern realisieren dann, wie oft es eigentlich mit ihrem Kind gut geht und dass die unruhigen Zeiten im Vergleich dazu gar nicht so häufig sind.

Merke

24-Stunden-Protokoll als Analyse- und Therapieinstrument
Manuell führen – Zeit haben, um nachzudenken, was passiert ist
Gute Zeiten und Belastungen (Schreien, Herumtragen ...) dokumentieren
Therapieplan sichtbar und allenfalls Umsetzung der Maßnahmen darstellbar

7.4 Schlafregeln und Gestaltung des »Sicheren Orts«

Einschlafregel: »So wie ich einschlafe, will ich wieder aufwachen«. Von dieser zentralen Aussage gehen wir in jeder Schlafberatung aus und erklären dazu Grundzüge aus der Schlaftheorie (vgl. Jenni, 2021). Kein Mensch schläft einfach acht Stunden am Stück durch, vielmehr wird immer »wellenmäßig« in wechselnden Zyklen von tiefem und oberflächlichem Schlaf geschlafen. Wir erklären nun die Bedeutung dieses Schlafrhythmus und benutzen dabei das Bild des »Steinzeitkinds«. Ethnologisch vor relativ kurzer Zeit, also vor rund 5000 Jahren, lebten Menschen in Gruppen und schliefen um Feuerplätze herum, um sich dort warmzuhalten. Säuglinge schliefen in der Regel neben ihren Müttern. Bewegten sich diese im Schlaf oder rollte das Kind sich vom mütterlichen Körper weg, war das Überleben des Kindes durch Auskühlung oder durch sich annähernde wilde Tiere bedroht. Deswegen konnte eine länger andauernde Tiefschlafphase gefährlich werden. Das Kind – und alle Menschen – schlafen daher nur mit kürzeren Tiefschlafphasen. Dazwischen wird in einer oberflächlicheren Schlafphase die »sichere« Situation unbewusst überprüft. Wir bezeichnen dies als Arousal-Reaktion: Wenn in der unbewussten Kontrolle (REM-Schlaf) alles stimmt, schläft das Kind wieder weiter, sonst wird es aber zum Erhalt seiner Sicherheit aufwachen. Auch heute ist dieses Muster noch gut sichtbar: Ist die Mutter nicht mehr da, beziehungsweise die Einschlafsituation geändert, wird das Kind ganz aufwachen, allenfalls weinen und die Präsenz der Mutter wieder einfordern.

Der **»Sichere Ort«:** Ein Kind will also an einem »sicheren Ort« einschlafen und an diesem wieder aufwachen. Wenn es in den Armen der Eltern, auf dem Sofa oder an der Brust der Mutter eingeschlafen und vorsichtig ins Bettchen gelegt worden ist, dann sucht das Baby nach dem Aufwachen zwangsläufig wieder nach der Einschlafsituation. Es wird allenfalls nach einem Schlafzyklus, also nach ca. 30–45 Minuten aufwachen und den sicheren Ort wieder einfordern wollen. Die Erklärung dieses Mechanismus ist für Eltern wichtig, denn sonst können sie unsere im Weiteren vorgeschlagenen Veränderungen nicht nachvollziehen. Jetzt aber können wir mit den Eltern über eine Anpassung der eigenen Schlafsituation diskutieren:

Gestaltung eines sicheren Orts

Das Kind wird optimalerweise dort zum Einschlafen gebracht, wo es in der Nacht wieder aufwachen wird, also in seinem Bettchen oder im Beistellbett. Es soll dann seinen sicheren Ort wiederfinden können. Dieser kann je nach Alter mit entsprechenden »Sicherheitsgegenständen« ausgestattet sein, die dann auch benannt werden: Nuschi/

Kuscheltuch, Schnuller, Wasserflasche u.a.m. Es darf auch ein Nachtlicht haben, damit sich das kurz erwachende Kind orientieren und wieder selbst beruhigen kann.

Gestaltung einer sicheren Situation

Da beim nächtlichen Aufwachen meist keine taktile Berührung mehr da ist, kann es sinnvoll sein, beim Einschlafen auf eine taktile Beruhigungsmaßnahme zu verzichten. Singen, Sprechen oder einfaches »da sein« ist gefragt – auch in der Nacht wird das Kind die Präsenz der Eltern spüren und das wird ihm die Sicherheit geben, selbst wieder einschlafen zu können.

Bedeutung der Bezugsperson für sicheres Einschlafen

Die verlässliche und spürbare Anwesenheit der Bezugsperson ist essentiell für das erfolgreiche Durchschlafen. Dies kann durchaus auch in getrennten Zimmern der Fall sein, sofern eine Verbindung (zum Beispiel offene Türe) vorhanden ist. Das Kind wird sich sogar dann sicher fühlen, wenn es die Bezugsperson nicht sehen oder berühren kann.

Merke

Wie ich einschlafen will, so will ich auch wieder aufwachen

Ein Tiefschlafzyklus dauert ca. 30–45 Minuten

Zum Schlafen braucht es den sicheren Ort in sicherer Situation mit einer sicheren Verbindung zur Bezugsperson

Anleitung für Eltern: Konkret besprechen wir die Einschlafsituation mit den Eltern im Detail. Vorbedingungen für erfolgreiche Umsetzung sind a) genügend eigene Energie und b) ein klarer Plan. Die eigene Energie ist notwendig, um die stressige Situation des »Selber-Schlafen-Lernens« für das Kind auszuhalten.

Der Ablauf ist nun so, dass das Kind an seinem sicheren Ort schlafen gelegt wird. Die Eltern erklären dabei dem Kind, dass nun eine neue Situation geschaffen wird, welche dem Kind selbst eine Hilfe sein soll. Dabei ist klar, dass es diese neue Situation nicht begeistert annehmen wird, sondern mit den Eltern heftig zu »diskutieren« beginnt – also schreit. Wenn es dann weint, dürfen und sollten die Eltern es herausnehmen und wieder beruhigen, aber es darf nicht bei den Eltern im Arm einschlafen, sondern es wird wieder zurückgelegt. Ziel ist, dass es dann nach einem oder mehreren solchen Zyklen (was auch über 1 h dauern kann) selber, aber im Beisein der Eltern einschlafen kann. In der praktischen Anleitung empfehlen wir den Eltern durchaus, den Plan mit dem Kind zu kommunizieren. Dabei werden die Eltern beispielsweise dem weinenden Kind eine Hand auf den Rücken oder auf den Arm legen und wiederholt erzählen, dass sie es nicht vergessen haben, dass sie als Eltern auch da sind, wenn das Kind sie nicht näher körperlich spürt, und dass das Kind es eben schaffen wird, selbst einzuschlafen und sich in der Nacht wieder zu beruhigen.

Was wir nicht empfehlen, ist ein geplantes Herausgehen der Eltern aus dem Zimmer. Der Säugling kann das »Abwesend-Sein« der Eltern nicht verstehen und dies führt zu einer anderen Message: Der Säugling lernt, dass er alles alleine schaffen muss, da ihm niemand in diesem Stressmoment zur Hilfe kommt. Er wird dann auch mit Weinen aufhören, aber aus Resignation. Man kann dann nicht von einer konstruktiven Form der Selbstregulation sprechen.[6]

Merke

Einschlaftraining nur bei genügend Energie und klarem Plan
Selbstständiges Einschlafen ist auch für Säuglinge erlernbar
Grundregel heißt: dabei sein und dabei bleiben

7.5 »Tag rettet die Nacht«-Regel

Die Eltern hören von uns: »Der Tag rettet die Nacht!« In der Nacht ist jede zusätzliche Anstrengung für alle Beteiligten anstrengend und oft zermürbend. Das führt dazu, dass in der Nacht stets der Weg des geringsten Widerstands gewählt wird. Ein typischer Ablauf mag sein, dass die Mutter das Kind mit Stillen in den Schlaf wiegt und es sofort bei kleinsten Bewegungen wieder stillt (»es könnte ja sonst richtig aufwachen!«). Daher lautet die Grundregel: Änderungen immer am Tag zu beginnen. Also beispielsweise soll man selbständiges Einschlafen am Tag »üben« und dafür ein Zimmer zu einem sicheren Schlafort, u. a. mit entsprechender Abdunkelung einrichten. Natürlich schlafen viele Kinder tagsüber auch in der Traghilfe oder im Wagen ein. Aber der Tag sollte dazu benutzt werden, möglichst viele Einschlafsituationen so zu

6 Es gibt eine Ausnahme dieser Regel: Falls die Eltern in eine extreme Überforderungssituation mit Kontrollverlustgefahr geraten, wird aus Kinderschutzgründen empfohlen, das Kind eine kurze Zeit allein zu lassen, um sich in dieser Zeit Hilfe zu holen. Daher kann das Training nur gelingen, wenn sich die Eltern vorgängig genügend Energie wieder holen konnten.

gestalten, wie sie dann auch in der Nacht zu erwarten sind. Dazu gilt es einen geregelten Tagesrhythmus einzuführen, also einen gleichmäßigen Tagesbeginn und regelmäßige Mahlzeiten im Sinne der unten beschriebenen »Restaurantzeiten«. Ein solcher Rhythmus vereinfacht Ein- und Durchschlafen in der Nacht. Diese Maßnahmen werden stets im 24-Stunden-Protokoll aufgezeichnet.

Jeder Mensch hat seinen eigenen Schlafbedarf und damit seine *Schlafsumme*. Diese ist von Mensch zu Mensch unterschiedlich, bleibt aber für jeden Menschen selbst konstant. Kinder mit relativ geringem Schlafbedarf können für Eltern, welche mehr Schlaf brauchen, zum Problem werden. Die unterschiedlichen Schlafsummen führen zu einem Misfit, der zu hohen Erwartungen der Eltern an das Schlafverhalten ihres Kindes führt. Das Aufzeichnen des Gesamtschlafs über 24 Stunden ist daher wichtig. Ebenso das Wissen um die elterliche Schlafsumme *vor* der Schwangerschaft. Aufgrund einer 7-tägigen Aufzeichnung kann die durchschnittliche Schlafsumme des Kinds gut berechnet werden. Ein Abgleichen der gegenseitigen Schlafbedürfnisse ist dann notwendig. Schläft das Kind viel über den Tag, braucht es entsprechend weniger Schlaf in der Nacht. Ein längerer Nachmittagsschlaf führt bereits bei kleinen Kindern zu vermindertem abendlichem Schlafdruck und damit zu schwierigerem Einschlafen. Wir besprechen das Schlafprotokoll mit den Eltern, errechnen die Schlafsumme und diskutieren Möglichkeiten einer Anpassung, wie z. B. wenig langer Tagesschlaf oder ein früherer Tagesbeginn für Eltern und Kind. Ebenso besprechen wir die Schlafphasen und wie diese beobachtet werden können: Ein Säugling, welcher sich im Schlaf bewegt, befindet sich im oberflächlichen Schlaf und kann am Tag sanft geweckt werden. Ein Säugling ohne sichtliche Bewegungen ist meist im Tiefschlaf, und man sollte mit einem Weckversuch 15–30 Minuten abwarten. Es ist also durchaus möglich – und im Rahmen der Regulation auch sinnvoll – ein Kind tagsüber im oberflächlichen Schlaf nach einer Schlafphase zu wecken und in den geplanten Tagesablauf zu integrieren.

7.6 Regulation durch »Restaurantzeiten«

Wie bereits in der Vorstellung des 24-Stunden-Protokolls beschrieben, ist das Aufbauen und Einhalten von sog. »Restaurantzeiten« ein wichtiger Bestandteil unserer Beratung. Wir motivieren die Eltern dazu, dass sie mit uns gemeinsam überlegen, welcher Rhythmus in der Fütterung und Ernährung ihnen fürs Baby und sie selbst passend erscheint. Einige Eltern haben im Stress der ersten Wochen nach der Geburt ein unruhiges, ungesundes Essverhalten entwickelt. Sie haben ihre eigene Ernährung vernachlässigt und können sich daher gar nicht mehr vorstellen, das regelmäßige Essenszeiten auch ihrem Kind guttun. Die wohlüberlegte Einführung von Restaurantzeiten verfolgt das Ziel, eine bessere Regulation von Ernährung und Schlafrhythmus über fixe Fütterungszeiten zu erreichen. Die Eltern sollen also ihr Kind während einem gewissen Zeitfenster, eben der Restaurant-Öffnungszeit, füttern. Dabei kann es vorkommen, dass das Kind geweckt werden muss. Die genaue Beobachtung der Schlaftiefe des Kinds ist dabei wichtig, damit es stets in der Zeit des oberflächlichen Schlafs (sog. REM-Schlaf) geweckt wird. Dieser ist gut daran zu erkennen, wenn sich das Kind im Halbschlaf bewegt oder gar Augenbewegungen sichtbar sind. *Die Restaurantzeiten beginnen stets am Morgen.* Danach werden sie über den Tag in einem Abstand von 2–4 Stunden individuell mit den Eltern festgelegt und auf dem 24-Stunden-Protokoll farblich als Zeitfenster dargestellt. Abends empfehlen wir bei Kindern >6 Monaten eine sogenannte Doppelmahlzeit, d. h. einen Brei und eine Trinkmahlzeit in einem kurzen Abstand vor dem Schlaf. Wir besprechen mit den Eltern auch, was zu tun ist, wenn das Kind dazwischen Hungerzeichen zeigen sollte. Dann empfehlen wir ein Überbrücken bis zu nächsten Restaurantzeit mittels Wasser- oder Teefläschchen. Nach dem Trinken sollte nach Möglichkeit ein gleicher Aktivitätsablauf erfolgen, also beispielsweise: Schlafen – Wickeln – Füttern – Spielen/geteilte Aufmerksamkeit und wieder Schlafen. Andere Kinder bevorzugen folgenden Rhythmus: Schlafen – Spielen/geteilte Aufmerksamkeit – Wickeln – Füttern und wieder Schlafen. Eine individuelle Anpassung ist immer möglich; wichtig ist aber, dass eine Regel vorhanden ist, an die sich Eltern und Kind halten können. Zur exakten Führung und Variationen s. Anhang 3 »Instrumente«.

7.7 Entlastungsmöglichkeiten und Rettung des elterlichen Schlafes

Die eigene elterliche Schlafqualität wird häufig nicht als eine wichtige Voraussetzung für das elterliche Funktionieren wahrgenommen. »Ihr wolltet ja unbedingt ein Kind, nun müsst ihr halt auch den Preis dafür zahlen.« Das wird jungen Eltern immer wieder vorgehalten. Richtig ist, dass Säuglinge oft kurze Schlafphasen haben und auch nachts in den ersten Monaten noch mehrfach gestillt werden wollen. Falsch ist aber, dass dies zwingend zur Erschöpfung der Eltern führen muss. Der eigene Schlaf ist überlebenswichtig und *Schlafentzug ist eine Foltermethode!* Viele Eltern anerkennen die Bedeutung der Wichtigkeit des eigenen Schlafes nicht mehr und geraten dadurch in die Erschöpfungsfalle – sie funktionieren dann nur noch robotermäßig in einem »Survivalmodus«. Wir zeigen Wege, wie die Eltern sich gegenseitig entlasten und sich solidarisch darin unterstützen können, dass jeder Elternteil seine Schlafzeiten findet. Voraussetzungen hierfür sind:

- das Anerkennen der eigenen Bedürfnisse und deren Wichtigkeit für das Überleben der Familie
- das gegenseitige offene und ehrliche Gespräch über die eigenen Bedürfnisse
- die Planung entsprechender gegenseitiger fixer und fairer Entlastung beispielsweise mit klarer Abgrenzung und Schutz des eigenen Schlafs im eigenen Bett ohne Störfaktoren, Umsetzung von möglichen Schlafsituationen im häuslichen oder familiären Umfeld. Dazu gehört u.a. die Benutzung von Hörschutz (Oropax, Noise cancelling) oder separatem Schlafraum in oder außerhalb der Wohnung
- Gemeinsames Suchen und Organisieren von zusätzlichen verbindlichen Bezugspersonen für das Kind, also Einbindung in ein Bindungssystem (gemäß der Idee »Ein Kind braucht ein ganzes Dorf«)

Inner- und außerfamiliäre Entlastungsmöglichkeiten: Ein wichtiger Teil der Therapie ist die Besprechung von Entlastungsmöglichkeiten. Dabei sind die Fragen häufig dieselben:

- Wie können sich die Eltern gegenseitig am besten unterstützen?
- Inwiefern können sie die eigene Familie und Freunde zu zuverlässiger Unterstützung einbeziehen?
- Wie können wir die Familie dazu motivieren, außerfamiliäre Entlastungsdienste in Anspruch zu nehmen?

Die gegenseitige Unterstützung der Eltern wird häufig untereinander zu wenig genau besprochen. In vielen Fällen fühlt sich einer der Partner unwohl, überhaupt eine Unterstützung einzufordern. Oft ist einer der Partner arbeitstätig und man meint, er müsse geschont werden. Ähnliches gilt im Familien- oder im Bekanntenkreis. Das Eingeständnis, dass nach einer Geburt eine Kleinfamilie in der Regel Hilfe und Unterstützung benötigt, ist für viele Eltern in der heutigen Zeit mit einem Gesichtsverlust verbunden. Selbst Eltern untereinander beschreiben häufig eine dysfunktionelle Betreuung: oft sind beide Eltern zusammen wach, wenn das Kind schreit, oder die eigene Abgrenzung gegenüber der kontinuierlichen Belastungssituation gelingt nicht. Auch wird Entlastung nur punktuell oder für den Fall »dass alle Stricke reißen« organisiert. Eine fixe zeitliche Entlastung gerade durch Großeltern wird selten angesprochen. Meistens kommt im Gespräch auch noch heraus, dass eine zeitlich begrenzte Hilfe durch Entlastungsdienste vorstellbar ist. Für die Planung einer umfassenden Unterstützung des belasteten Eltern-Kind-Systems nehmen wir uns Zeit. Wir erstellen mit den Eltern einen Plan, wie sie sich untereinander unterstützen können, und organisieren allenfalls auch Hilfe von außen. Dazu gehört auch die Information über institutionelle Entlastungsdienste (in der Schweiz beispielsweise organisiert durch das Rote Kreuz) und aufsuchende Fachpersonen. Eine nächtliche Entlastung durch Fachpersonen ist aufwändig und kann häufig nur im stationären Umfeld erfolgen.

Merke

Klare Aufteilung der Betreuung des Babys

Wann hat wer die Aufgabe der Co-Regulation?

Regelmäßige Erholungszeit für sich selbst (Vater, Mutter)

Schutz vor Schreien (Oropax, Hörschutz, eigener Schlafraum)

Geplante Entlastung ist mehr wert als Notfallentlastung

7.8 Vorgehen bei Energielosigkeit, außerordentlicher psychischer Belastung und Indikation von Kinderschutzmaßnahmen

Wir messen stets, meist schon zu Beginn des Gesprächs, die elterliche Energie mit dem VAS-Energiebarometer. Dabei wird die aktuelle Situation durch die Eltern selbst beurteilt: 1 bedeutet Energielosigkeit, 10 bedeutet eine optimale Energiesituation.

Wie wir den VAS-Energiebarometer benutzen

Die Energie ist das Wichtige und nicht die Belastung. Daher bedeutet auf unserer Skala 10 die meiste Energie, 1 keine Energie. »Zehn«, so sagen wir, »bedeutet, dass Sie die Energie haben, eine Weltreise zu unternehmen« und nach einer Pause »… und eins bedeutet ›Wo ist der nächste Friedhof?‹«, was gerade erschöpfte Mütter mit einem bitteren Lächeln sehr wohl verstehen. Wir fragen sowohl die aktuelle Situation wie auch die Situation im Laufe der letzten 10 Tage ab. Rasche Wechsel sind sehr belastend, auch wenn die Eltern tagsüber gut »funktionieren«. Manchmal ist es für die Eltern schwierig, zwischen Müdigkeit und Energielosigkeit zu unterscheiden, und überraschend oft haben gerade

Väter Mühe, sich auf eine Zahl zu fixieren. »Also schon tief«, meint dann ein Vater und dann folgt eine Pause. »Ja, was meinen Sie denn mit tief?« »Na eben, tiefer als sonst …« Das Festlegen scheint dann wirklich mit Scham oder Selbstenttäuschung verbunden zu sein.

Bei großer elterlicher Belastung und fehlender Energie (Energiebarometer < 3/10) sowie bei psychischer Belastung wie z.B. postpartaler Depression sowie Beschreibung von Situationen wie »Filmriss«, Gefährdung durch Erschöpfung oder aufkommenden unkontrollierbaren Aggressionsgefühlen muss eine stationäre Behandlung diskutiert werden. Dabei wird das Kind mit einem Elternteil in der Kinderklinik durch erfahrene Pflegefachfrauen entweder notfallmäßig oder im Rahmen eines kurzstationären Entlastungsaufenthalts betreut. In sehr belasteten Situation ist der Aufenthalt in einer Mutter-Kind-Station indiziert.

Im seltenen Fall, dass Eltern unsere Empfehlungen nicht annehmen können, wir aber eine akute Kindsgefährdung befürchten, werden wir Kinderschutzmaßnahmen einleiten.

Wir besprechen die Situation mit unserer Kinderschutzgruppe und machen allenfalls eine Gefährdungsmeldung. Häufig lenken die Eltern ein, wenn sie erfahren, dass wir amtliche Maßnahmen erwägen. Oder aber wir erreichen, dass durch Einbezug der Kinderschutzbehörden eine rasche und kompetente Unterstützung vor Ort geleistet werden kann. In der Schweiz gibt es dazu ein gut aufgestelltes Team von Mütter- und Väterberaterinnen, sozialpädagogische Fachstellen mit aufsuchender Arbeit im Sinne von Familienbegleitung und auch ambulante aufsuchende Psychotherapie.

KAPITEL 8

Die Grenzen der Kleinfamilie – Ist eine sichere Bindung in der Kleinfamilie möglich?

Kinderärzte, Psychotherapeutinnen, Hebammen, Mütter- und Väterberaterinnen, und andere professionelle Beraterinnen, die von erschöpften und verunsicherten Eltern aufgesucht und um Rat gefragt werden, sollten sich mit den jeweiligen gesellschaftlichen und kulturellen Verhältnissen auseinandersetzen, in denen Eltern für ihre Babys und Kleinkinder ein sicheres Bindungssystem aufbauen sollen. Denn verschiedene Ursachen können in ihrem komplexen Zusammenspiel zu einer Überforderung der Kleinfamilie führen.

Familiensoziologischen Schriften ist zu entnehmen, dass die Familie dem Kind einen schützenden und fördernden Entwicklungsraum anbieten soll, damit es gesellschaftsfähig wird und sich in Kindergarten und Schule integrieren kann.

Die Familie muss zu einem sicheren Bindungssystem für die Kinder werden, in dem sie ein Urvertrauen aufbauen können, eine gute Unterstützung in der Entwicklung von guter Emotionsregulation erhalten und genügend Raum und Anregung zum Explorieren finden, damit eine gesunde geistige und körperliche Entwicklung ermöglicht wird.

Sichere, stabile, liebevolle Bindungsbeziehungen ermöglichen dem heranwachsenden Baby und Kleinkind ein gesundes psychisches, geistiges und körperliches Wachstum. Unser großes Ziel in der Sprechstunde mit Eltern und ihrem Kind ist es, beide Seiten darin zu unterstützen, dass es zu lebendigen, aktivierenden und beruhigenden Interaktionen kommt und in der Folge dieses sichere Bindungssystem entsteht.

Wir sprechen vom *System*, weil wir es für wichtig halten, dass besonders Mütter sich nicht in die quälende Idee hineinsteigern, sie allein seien für die Qualität einer sicheren und guten Entwicklung verantwortlich.

Als Entwicklungspädiater und psychoanalytischer Psychotherapeut müssen wir neben der Entwicklung einer erhöhten Aufmerksamkeit und Wahrnehmungskompetenz für die sichtbaren Interaktionen in der Gegenwart auch ein offenes Ohr dafür haben, was vor der Geburt, ja schon vor der Zeugung an Ideen und Vorstellungen über das zukünftige Kind und über die eigene Elternrolle in den Köpfen der Mütter und Väter herumspukte. Wir wissen, das ist kein allzu wissenschaftlicher Ausdruck, aber er passt uns, weil er ausdrückt, was einige Eltern wirklich stresst, nämlich dieser quälende Gedanke, mein Gott, was habe ich bloß für naive Vorstellungen gehabt.

Was alles kann sich in der Vorgeschichte der Familiengründung ereignet haben und von Bedeutung sein für die Familie, die wir erschöpft und genervt in unserer Sprechstunde antreffen? Wenden wir uns zunächst der Entstehung des Kinderwunsches in der menschlichen Psyche zu

8.1 Fürsorgliches Verhalten der Eltern – Identifizierung mit Vorbildern

Schon im zweiten und dritten Lebensjahr können Kinder im Spiel uns demonstrieren, dass sie sich mit der schwangeren und stillenden Mutter identifizieren. Dieses Nachahmen der fürsorglichen Handlungen, die das Kleinkind von der Mutter und dem Vater erlebt, wird *Identifikation* genannt.

> »Im Zuge seiner Entwicklung zur Selbständigkeit wird es beginnen, die Körperhaltungen der Frauen anzunehmen, die ihm nahestehen. Durch Nachahmung lernt es, wie Mutterfiguren sich bewegen und verhalten. Die Menschen in seiner Umgebung sind von diesem Nachahmungsverhalten in aller Regel entzückt, sie ermuntern das kleine Mädchen und bestärken es in seinen unbewussten Identifizierungen mit der Mutter und den Mutterfiguren.« (Brazelton & Cramer, 1991, S. 19 f)

Natürlich zeigen auch immer wieder Buben im Spiel dieses fürsorgliche Umsorgen der Puppen in der Puppenstube – wenn man sie nur lässt – und die erwachsenen Bezugspersonen nicht befürchten, dass der kleine Junge durch dieses Spiel in der Entwicklung seiner Geschlechtsidentität gestört wird.

Das Entstehen des Kinderwunsches in der erwachsenen Frau und im erwachsenen Mann hängt also u. a. davon ab, ob eine Identifikation mit dem fürsorglichen Verhalten der eigenen Eltern gelungen ist. Wenn Mütter und Väter in ihrer Kindheit selber liebevoll *bemuttert* und *bevatert* worden sind, dann verfügen sie über gute Grundlage und Ausgangsposition für die Zeugung einer eigenen Familie.

Aber es gibt auch einige problematische Motive, die Frauen und Männer Eltern werden lassen. Sie hängen mit oft unbewusst bleibenden Bedürfnissen zusammen, die in der psychoanalytischen Entwicklungstheorie *narzisstisch* genannt werden und nicht sofort mit dem Begriff *egoistisch* gleichgesetzt werden dürfen.

8.2 Narzissmus, Selbsterleben und Selbstwertgefühl

Narzissmus – Selbsterleben – Selbstwertgefühl

Die psychische Gesundheit eines Menschen ist davon abhängig, dass sich ab dem Babyalter ein gutes Selbstwertgefühl entwickeln kann. Man spricht in der Psychoanalyse von einem *Selbstgefühl* und dem Selbsterleben – auch *Narzissmus* genannt. Eine ausgeglichene Form von Selbstliebe braucht jeder Mensch.

»Bei Narzissmus denken viele Menschen an Prahlerei und an eine Verliebtheit in das eigene Spiegelbild, wie in dem berühmten griechischen Mythos, aber in diesem Kontext ist unter Narzissmus etwas anderes gemeint. Hier handelt es sich um etwas, was alle Menschen – mit mehr oder weniger Erfolg – tun: das Selbstwertgefühl aufrechterhalten. Von diesem Standpunkt aus ist Narzissmus also eine gesunde Aktivität mit dem Ziel, Missgeschicke aufzufangen, Kränkungen erträglich werden zu lassen und Enttäuschungen wegzustecken, ohne dass es zu sehr auf Kosten anderer oder der Realität geht ...

Die Entwicklung eines gesunden Selbstgefühls beginnt schon frühzeitig in der Beziehung zwischen Mutter und Baby. Das Maß, in dem sie einen sorglosen gegenseitigen Kontakt miteinander aufbauen können, legt ein stabiles Fundament für das spätere Gefühl von Selbstvertrauen.« (Heuves, 2010).

8.2.1 Selbstwertgefühl und Selbstsicherheit

Sog. *narzisstische Bedürfnisse*, die zum Kinderwunsch geführt haben, können in der Vorgeschichte der uns begegnenden Eltern-Kind-Beziehungen eine wichtige Rolle spielen. Wir müssen darauf achten, dass wir sie nicht übersehen, denn sie können zur Belastung in der Phase nach der Geburt werden, weil sie, ähnlich wie das idealisierte imaginäre Kind (vgl. Kap. 2.1.8.) bei Nichtbeachtung den Aufbau von einer gesunden Bindung gefährden. Einige dieser sog. narzisstischen Bedürfnisse werden von Brazelton und Cramer (→Kap. 1) im Buch *Die frühe Bindung* beschrieben.

8.2.2 Der Wunsch nach Vollkommenheit

> »Zu den narzisstischen Motiven, die den Kinderwunsch nähren, gehören der Wunsch, sich **ein idealisiertes Bild der eigenen Person** zu bewahren, das diese vollkommen und omnipotent erscheinen lässt, der Wunsch, ein Ebenbild und Spiegelbild seiner selbst zu schaffen, und der Wunsch, die eigenen Idealvorstellungen zu verwirklichen. Diesen Prozess der Entwicklung und Aufrechterhaltung eines Selbstbildes sowie das Ausmaß, in dem dieses Bild besetzt wird, bezeichnen wir mit dem Begriff »narzisstisch«.
>
> (Brazelton & Cramer, 1991, S. 21)

Eine wohl dosierte Portion dieses Bedürfnisses, sich durch das Bevatern und Bemuttern eines Kindes einen Zuwachs in seiner Selbstzufriedenheit und seinem Selbstwertgefühl zu verschaffen, ist normal und gut und schadet dem Kind nicht. Im Gegenteil: Da Männer und Frauen in der Regel sicher einige auch manchmal frustrierende Veränderungen in ihrem Leben nach der Geburt ihres Babys erleben, ist es wichtig, dass sie auch darauf stolz sein können, wenn sie von ihrer Umgebung als liebevolle und kompetente Eltern wahrgenommen und bestätigt werden.

8.2.3 Verlorene Ideale oder Ersatz für Verluste

Eine problematische narzisstische Motivation für die Zeugung eines Kindes ist die unbewusste Erwartung, dass das Kind eigene Idealvorstellungen erfüllt und Dinge verwirklicht, die man selber verpasst hat (Brazelton & Cramer, 1991, S. 24).

> »Von den Eltern hochgehaltene Werte erwachsen dem Kind womöglich zu einer Verpflichtung. Je größer ihr eigenes Versagen, desto stärker müssen sie das Kind zu Erfolgen antreiben. Wenn es eine Mutter nach größerer Unabhängigkeit verlangt, muss das Kind selbständig werden. Wenn ein Vater glaubt, ihm mangele es an Intelligenz muss das Kind in Harvard studieren.«

Außerdem kann ein Kind zu sehr die Funktion bekommen, dass es einen verlorenen Menschen ersetzen soll.

> »Dies zeigt sich auf dramatische Weise, wenn ein Kind ganz offenkundig einen Ersatz für verstorbene Eltern, für ein totes Geschwisterkind oder einen toten Freund darstellt.« (Brazelton & Cramer, 1991, S. 25).

Wir sind wegen dieser möglichen Belastungen in der Phase des Aufbaues der Bindungsbeziehung nach der Geburt darauf bedacht, dass sich die Eltern mit uns eine nachvollziehbare Geschichte ihres Elternwerdens erarbeiten, die ihnen hilft, noch eventuell unverarbeitete Enttäuschungen in ihrer Lebensgeschichte besser zu verstehen.

8.3 Der Weg vom Paar zur Familie

Einige Kolleginnen und Kollegen in Beratungsstellen, die vorwiegend im medizinischen Bereich angesiedelt sind, wundern sich manchmal über unsere Art der Anamneseerhebung und fragen sich, ob sich die Eltern nicht zu sehr *psychologisch behandelt* vorkommen.

Unsere Antwort lautet: die meisten Eltern zeigen sich dankbar gegenüber unserer Einladung zum differenzierten Nachdenken über die verschiedenen, nicht leicht zu verdauenden Gedanken und Gefühle, die in dieser neuen Lebensphase des Elternwerdens Frauen und Männer beschäftigen.

Die Eltern wollen in der Regel sehr wohl davon erzählen, wie lange sie schon ein Paar sind und wann wer von beiden den Kinderwunsch zum Thema in der Paarbeziehung werden ließ. Auch erkundigen wir uns danach, ob sie beide darauf vorbereitet waren, dass eine Schwangerschaft zu größeren Stimmungsschwankungen führen kann, eine Geburt in der Regel sehr anstrengend ist und nach der Geburt auch irritierende ambivalente Gefühle auftreten können?

Immer wieder hören wir in der Schweiz von Müttern, dass sie schon während der Schwangerschaft durch die Ansprüche ihrer Arbeitgeber, möglichst bald nach der Geburt wieder in die Arbeit zurückzukommen, gestresst werden.

Wenn dann ihr Baby in den ersten Lebensmonaten größere Mühe hat, einen regelmäßigen Schlafrhythmus zu finden, werden einige Mütter sehr nervös, weil sie befürchten, dass ihnen der Wiedereinstieg in die Arbeit nicht gelingen wird. Diese nachvollziehbare Nervosität der Mütter und auch der Väter erschwert, nicht selten verhindert sie sogar die Entwicklung einer guten Selbstregulationskompetenz des Babys. Stärker verunsicherte Eltern können dem Baby nicht ausreichend ruhig und ausgeglichen in der Entwicklungsaufgabe helfen, die gute Balance zu finden zwischen den verschiedenen Stimmungen.

In Deutschland sind Frauen durch eine familienfreundlichere Gesetzgebung vor solch einem Stress, den Mütter in der Schweiz ausgesetzt sind, geschützter, doch ist für uns vorstellbar, dass auch in einigen deutschen Elternpaaren aus den verschiedensten Gründen Konflikte auftauchen beim Thema, wer nimmt wann in welcher Form seine berufliche Tätigkeit wieder auf.

8.4 Selbstoptimierung

Der Druck zu noch mehr Selbstoptimierung und Erfolg belastet in unserer heutigen Gesellschaft viele Frauen und Männer. Kinder zu bekommen, ist für viele Menschen ein *Muss*. Sie befürchten ein großes Loch in ihrem Narzissmus (d. h. in ihrem Selbstverständnis, Identität, Selbstwertgefühl), wenn sie neben beruflichen Erfolg nicht auch Kinder vorweisen können. Und wenn das Baby dann endlich da ist – als die Verkörperung einer idealen Identität – dann können aber auch größere Ängste vor dem Versagen in der Elternrolle auftauchen und die frühe Beziehungsaufnahme zwischen den Eltern und ihrem Baby belasten.

8.5 Verunsicherte Eltern in der individualisierten Gesellschaft

Die Eltern-Baby-Psychotherapeutinnen Sabine Trautmann-Voigt und Monika Moll stellen in ihrem Buch *Bindung in Bewegung* (2011) wichtige Leitlinien für eine psychodynamisch fundierte Eltern-Säugling-Kleinkind-Psychotherapie vor, die auch für unsere Arbeit von Bedeutung sind, und sie beschreiben eine gewisse Kernkompetenz von reifen, selbstbewussten Eltern, die sie »Intuitive Elternschaft« nennen.

»Intuitive Elternschaft« nach Trautmann-Voigt und Moll (2011)
Unter »Intuitive Elternschaft« verstehen die Autorinnen u. a. folgende Fähigkeiten der Eltern:
Spontanes sich Einfühlen können in das Erleben des Säuglings.
Wache und ruhige Aufmerksamkeit bewahren können.
Zutreffende Interpretation von kindlichen Signalen.
Erproben von Lösungsmöglichkeiten.
Angemessenes Wechseln zwischen Spannungsreduktion (Reizschutz aufbauen) und Spannungsaufbau (belebende Reizzufuhr).

All diese Qualitäten der Eltern braucht ein Kind für die Unterstützung bei der Entwicklung einer eigenen Selbstregulation und einer Explorationslust. (vgl. S. 26)

Die Autorinnen kommen auf Grund ihrer langjährigen Erfahrung zu dem Schluss, »... dass zunehmend mehr Eltern nicht mehr auf tradierte und gesellschaftlich abgesicherte Formen eines intuitiven Umgangs mit ihren Kleinkindern zurückgreifen können. Sie wissen nicht mehr »automatisch«, wie sie sich ihren Säuglingen gegenüber verhalten sollen.« (S. 25)

Trautmann und Voigt stellen ein paar wichtige Ergebnisse von Studien zur Verfügung, die sich mit der Frage beschäftigen, ob Eltern in der Bundesrepublik Deutschland sich genügend sicher darin sind, dass sie über eine genügend starke »Intuitive Elternschaft« verfügen.

Im Jahr 2006 zeigten Überblicksergebnisse im Kontext des »Deutschen Präventionspreises«, der das Ausschreibungsthema »Stärkung der Elternkompetenz« hatte, dass 41 % der Mütter sich manchmal unsicher fühlen. 77 % der Erstgebärenden sich demnach sogar »häufiger unsicher«. (S. 26)
Ergebnisse einer von der Bertelsmann Stiftung in Auftrag gegebenen Studie (iconkids & youth international research GmbH) zur Frage, wie sicher sich junge Eltern im Umgang mit ihren Babys fühlten: 495 Mütter, die entweder schwanger waren oder ein bzw. mehrere Kinder von null bis drei Jahren betreuten, wurden im Januar und Februar 2006 in einer repräsentativen Befragung persönlich interviewt.
Persönliche Zeit wurde als Mangelware erlebt. Insgesamt fühlten sich nach der Geburt eines Kindes insgesamt 19 Prozent der Mütter momentan, 40 Prozent immer oder häufig durch das Kind eingeschränkt. Als der Bereich, der am meisten unter der Gegenwart des neuen Kindes leidet, wird die mangelnde Zeit für sich selbst bei 68 Prozent der interviewten Mütter angegeben. Dies gilt umso mehr, je mehr Kinder bereits im Haushalt leben. Viele junge Mütter erlebten ein Schlafdefizit sowie zu wenig Zeit für die Zweierbeziehung und den Partner.
Etwa ein Drittel der Mütter (35 Prozent) empfand sich durch das Schreien ihres Kindes belastet.
Von fachlicher Seite war auch nach der Geburt zuerst der Rat der medizinischen Fachleute gefragt. 63 Prozent fragten ihren Kinderarzt oder Gynäkologen, 22 Prozent ihre Hebamme um Rat, wenn sie sich in Erziehungsfragen unsicher waren. Jungen Familien stand das stützende Netzwerk von Partner – Verwandten – Freunden oft nicht zur Verfügung.

Eine neuere Einschätzung der Frage, ob die meisten Eltern sich im Umgang mit ihren Kindern sicher fühlen, findet sich in der Schweizerischen Elternzeitschrift »Fritz und

Fränzi« vom 4.10.2021 mit dem Thema »Familie im Wandel«: Das neue Jahrtausend gilt als Zeitalter des Individualismus. Subjektive Überzeugungen sind an die Stelle kollektiver, scheinbar allgemeingültiger Werte gerückt, Geschlechterstereotypen bröckeln, der Einfluss von Traditionen schwindet. Auch die Beziehungen zwischen Eltern und Kindern haben sich verändert. »Heute haben Eltern eine ganz andere Bindung zu ihren Kindern«, sagt Jutta Ecarius, Professorin für Erziehungswissenschaften an der Universität Köln. Der »Befehlshaushalt«, wie er zu Zeiten der autoritären Erziehung üblich war, hat ausgedient, weiß Ecarius. Das Fazit lautet: sich losgelöst zu haben von alten Erziehungsvorstellungen kann Eltern verunsichern. Die vielen Ratgeber beruhigen nicht unbedingt.

8.6 Verlorene Heimat und die Suche nach dem sicheren Ort

Es gibt einen Konflikt zwischen dem Autonomiewunsch und dem Anlehnungsbedürfnis. Viele Frauen und Männer haben sich in ihrer spätadoleszenten Entwicklung (ca. ab 20–25 Jahren) räumlich weit von ihren Herkunftsfamilien entfernt. Häufig natürlich auch aus Ausbildungs- und beruflichen Gründen.

Weit weg von der Heimat finden sie eine Liebesbeziehung und wollen diese mit einem Kind erweitern. Nun kann es zu einem Konflikt zwischen den autonomen Bedürfnissen und dem Wunsch, sich wieder mehr anlehnen zu können an die Herkunftsfamilie, kommen. Die ganz reale Unterstützung ihrer Eltern und anderer Verwandte kann von einer Mutter, die aus Hamburg stammt, zum Zeitpunkt ihrer Schwangerschaft und im Wochenbett aber in Zürich lebt, sehr vermisst werden. Es fällt vielen jungen Eltern, die auch stolz auf ihre attraktive Arbeit in Zürich sind, immer wieder schwer, ihre Herkunftsfamilien um Unterstützung in der neuen Phase des Aufbaues der eigenen Familie zu bitten. Und zwar nicht nur wegen der Sorge um eine reale Überforderung der Großeltern, denen man die lange Reise nicht zumuten dürfe und den Einschnitt in ihren Alltag, sondern eben auch wegen der schon angedeuteten Sorge, man verliere an Anerkennung und Respekt, wenn man nun wieder Hilfe braucht. Einige junge Eltern erleben das als eine Art Rückfall in alte Abhängigkeit, wenn sie den Wunsch nach Unterstützung spüren.

Wir sprechen diese möglichen Gedanken an und viele Eltern reagieren dann erleichtert. Zum Beispiel wenn wir ihnen sagen:

> »Sie können sich vielleicht nicht genug vorstellen, dass es Ihrer Mutter und/ oder Ihrem Vater wichtig ist, sich für die nächste Generation zu engagieren?

Man kann als Großvater und als Großmutter das Älterwerden viel besser ertragen, wenn man und frau erleben, dass ihre Hilfe und Dasein für die nächste Generation geschätzt wird. Denken Sie an das afrikanische Sprichwort: »Ein Kind braucht ein Dorf, nicht nur eine Familie.«

KAPITEL 9

Grundwerte und »Philosophie« unseres Zürcher Modells

9.1 Gesellschaftskritische Überlegungen zu den Grundwerten unserer Schreibaby-Sprechstunde

Das Vorhandensein und die Verlässlichkeit mütterlicher Kompetenzen sei in unserer Gesellschaft nicht selbstverständlich, weil viele Mütter sich nicht mehr auf beruhigende Art mit einer älteren Müttergeneration identifizieren können, die Geburts- und Stillerfahrungen vermitteln kann. (Henzinger, 2020).

Die Diplompädagogin und Humanethologin Ursula Henzinger entfaltet in ihrem Buch »Stillen« eine Kulturgeschichte des Stillens und betont, wie wichtig die Weitergabe von mütterlicher Kompetenz ist. (Henzinger, 2020).

Wir haben aus dieser Beschreibung den Schluss gezogen, dass es eine Art *Urmutterschaft* in unserer Gesellschaft braucht, die für mehr Fürsorge und ruhige, stressfreiere frühkindliche Entwicklungsbedingungen sorgt. Die ganze Familie braucht diesen Rückhalt in der Gesellschaft, damit sichere Bindungsbeziehungen entstehen und Babys sowie Kleinkinder sich gesund entwickeln können.

Wir, zwei männliche Therapeuten, erleben oft im Kontakt mit erschöpften und verunsicherten Müttern, wie wichtig es ist, dass sie ein mütterliches *Holding* erleben können. Deshalb war der Aufbau einer transdisziplinären Zusammenarbeit mit engagierten Pflegefachfrauen im Spital wichtig. Wie in der Einführung beschrieben, erarbeiteten wir uns in gemeinsamen Fortbildungen ein bindungsorientiertes Wissen über die Bedürfnisse der Babys und ihrer Eltern, das bei Hospitalisierungen zur Anwendung kam. Es hat uns oft sehr berührt, wenn eine verzweifelte Mutter sich an eine erfahrene Pflegefachfrau in schwierigen Momenten (nicht selten in der Nacht) *anlehnen* konnte und sie dann selber wieder ihre mütterliche Kompetenz gegenüber ihrem Baby fand.

Manchmal gelingt es auch, dass wir eine erfahrene, selbständig arbeitende, Mütterberaterin für Einsätze in der Familie eines schwer zu beruhigenden Babys vermitteln können. Die Familie und die Beraterin lernen sich in einer unserer Sprechstunden kennen, in der wir im Beisein der Familie unsere Ideen darüber, was die Eltern-Baby-Beziehung nun wohl zu Hause braucht, beiden Seiten mitteilen. Solch eine Intervention wird dann auch wiederum gemeinsam ausgewertet.

Im Kapitel über die *Grenzen der Kleinfamilie* werden Ergebnisse einer Elternbefragung vorgestellt (Trautmann-Voigt & Moll, 2011), die uns noch vielmehr dazu motivieren sollten, Eltern beim Aufbau einer fürsorglichen und bindungsorientierten Elternschaft zu unterstützen. Ein Ergebnis der Befragung war, dass jungen Familien ein stützendes Netzwerk von Partner, Verwandten oder Freunden in vielen Fällen nicht zur Verfügung steht. Deshalb betonen wir nicht nur das Recht der Eltern auf Unterstützung, sondern organisieren konkret Entlastung. Wir rufen nach Absprache mit erschöpften, verzweifelten Eltern auch schon mal selber Großeltern an und bitten um Unterstützung für die überforderte Kleinfamilie.

Unsere flexible und unkonventionelle Vorgehensweise mit viel Engagement für ein verbindliches Beziehungsnetz zwischen einer Kleinfamilie, seinem verwandtschaftlichen Beziehungsnetz und anderen professionellen Helfern ist häufig erfolgreich. Jedoch dürfen wir nicht die Augen davor verschließen, dass größere Belastungen für die frühen Eltern-Kind-Beziehungen weiterhin in unserer Gesellschaft bestehen, die von uns erlebt werden und zur Darstellung kommen sollen.

Wir können keine umfangreiche familiensoziologische Analyse vornehmen, werden aber aus den Erfahrungen, die wir mit überreizten und überforderten Kleinfamilien sammeln durften, Schlussfolgerungen ziehen. Immer wieder kommen in unsere Sprechstunde Eltern, die durch Ansprüche von verschiedenen Seiten derart gestresst werden, dass sie mit ihrem unruhigen Baby überfordert sind und nicht die Kraft und die Geduld für den Aufbau einer besseren Selbstregulationskompetenz ihres Babys aufbringen können.

Krippen übernehmen oft zu früh die Betreuung und Erziehung von Kindern. Viele Babys im ersten und Kleinkinder im zweiten Lebensjahr sind durch das lange Getrenntsein (6–8 Stunden am Tag) von ihren primären Bindungspersonen überfordert und reagieren überreizt. Am Abend nach einem langen anstrengenden Arbeitstag fehlt oft den Eltern und ihren Kindern die Zeit für das Erleben ihrer Beziehung. Vielleicht reagiert ein Kleinkind am Abend beim Zähneputzen oder beim Anziehen des Pyjamas zuerst einmal vollkommen unnachvollziehbar für seine Eltern mit einem anstrengenden Trotzanfall. Der unbewusste Grund dafür kann ein Protest sein. Könnte das 14-monatige kleine Mädchen sich bereits differenziert sprachlich ausdrücken, dann würde es vielleicht schreiend anklagen: »Du, Mami, warst nicht da, als ich nach dem Mittagsschlaf erwachte, und ich wusste gar nicht mehr, ob es Dich noch gibt!«

9.2 Stress durch Beschleunigung und narzisstische Gier

Sozialpsychologinnen, Bindungsforscherinnen und Psychoanalytikerinnen zeigen uns auf, welche Gefahren für die Gesundheit von Familien und ihren Kindern in unserer neoliberalen kapitalistischen Gesellschaft bestehen.

Die Direktorin des Sigmund-Freud-Instituts in Frankfurt, Vera King, warnt davor, dass Eltern durch die Aussicht auf narzisstische Befriedigung in ihrer beruflichen Karriere sich zu sehr dazu verführen lassen, sich und ihren Kindern in unserer hektischen Welt zuviel Stress zuzumuten. »Denn Beschleunigung und Flexibilisierung sind zwar mit gesellschaftlichen Zwängen verbunden, an die sich alle mehr oder weniger anpassen müssen; zugleich jedoch produziert ein solches System neue Formen der Befriedigung und des narzisstischen Gewinns.« (King, 2023, S. 251)

Es kommt also zu einer ungewollten Selbstausbeutung der Eltern mit negativen Folgen für ihre eigene Gesundheit und für die Qualität ihrer Beziehung zu ihren Kindern. Die Sozialpsychologin Christine Morgenroth meint hierzu:

> »De-Synchronisation von Zeitstrukturen und berufliche Selbst-Überforderung oder Überbeanspruchung haben eine derart spannungsreiche innerfamiliäre Struktur zur Folge, dass die Familie als Institution kein tragfähiges Netz mehr zur Verfügung stellen kann und daher in ihrer »haltenden Funktion« (Winnicott) versagt. Das liegt nicht allein an dem Versagen eines oder beider Elternteile, kaum je an bewusster, boshafter Vernachlässigung des Kindes. Die Lebensbedingungen der Eltern selbst sind derart instabil und erschöpfend, dass sie für die emotionalen Bedürfnisse der Kinder nicht mehr in hinreichendem Umfang zur Verfügung stehen können.« (Morgenroth, 2009, S. 107).

Schon 2006 warnte die Bindungsforscherin Karin Grossmann im Rahmen einer Tagung der Konrad-Adenauer-Stiftung mit dem Titel »Wachstum ohne Nachwuchs?« vor einer Verarmung unserer Gesellschaft, die sich selber in ihrer Existenz gefährdet durch die Vernachlässigung einer fürsorglichen Familienpolitik (vgl. Garstick, 2013, S. 104).

9.3 Bindungsbeziehung – Krippenbetreuung – Schreien gegen den Stress

Angesichts vieler überforderter Eltern-Baby-Kleinkindbeziehungen, die in Praxen und Beratungsstellen angetroffen werden, müssen wir uns folgende Fragen stellen:

- Warum gibt es trotz diverser Ratgeber in den Medien und Erziehungskursen immer wieder verunsicherte und erschöpfte Eltern?
- Welche passendere Unterstützung brauchen Eltern für die Umsetzung ihres Wunsches, den Kindern eine gesunde biopsychosoziale Entwicklung zu ermöglichen?
- Welche familien- und gesundheitspolitische Programme müssen mit der Unterstützung von entwicklungspsychologischen Experten und Bindungsforschern noch erarbeitet und vor allen Dingen umgesetzt werden?
- Wie kompetent sind heutige Eltern und wodurch kann der Aufbau und die Entwicklung von sicheren Bindungsbeziehungen gefährdet werden?

Es folgen Stellungnahmen von Erziehungswissenschaftlern und Erkenntnisse der neueren Bindungsforschung und der psychoanalytischen Entwicklungspsychologie:

In der Schweizerischen Elternzeitschrift »Fritz und Fränzi« vom 4.10.2021 mit dem Thema »Familie im Wandel« beschreibt die Autorin Virginia Nolan durchaus auch positive Seiten von heutigen Eltern. Viele würden sich zu Recht von den alten Werten einer eher sog. »Schwarzen Pädagogik« distanzieren und verschiedene Erziehungswissenschaftlicher kämen zu dem Schluss, dass wir grundsätzlich liebevollere Eltern-Kind-Beziehungen in unserer heutigen Gesellschaft antreffen.

Das neue Jahrtausend gilt als *Zeitalter des Individualismus*. Subjektive Überzeugungen sind an die Stelle kollektiver, scheinbar allgemeingültiger Werte gerückt, Geschlechterstereotypen bröckeln, der Einfluss von Traditionen schwindet. Auch die Beziehungen zwischen Eltern und Kindern haben sich verändert.

»Heute haben Eltern eine ganz andere Bindung zu ihren Kindern«, sagt Jutta Ecarius, Professorin für Erziehungswissenschaften an der Universität Köln. Der »Befehlshaushalt«, wie er zu Zeiten der autoritären Erziehung üblich war, hat ausgedient, weiß Ecarius. Nicht Disziplin und Unterordnung, sondern Vertrauen bilde heute die wichtigste Basis der Erziehung. »Dementsprechend sind Mütter und Väter für ihre Kinder Vertrauenspersonen, Berater und Wegbegleiter statt klassische Respektpersonen«, sagt Ecarius. »Erziehung versteht sich heute als kommunikative und beratende Praxis: Eltern erziehen liebevoll, zugewandt und nicht regelversessen.« »Verhandlungshaushalt mit beratendem Charakter«, nennt Ecarius diesen Erziehungsstil. (Elternzeitschrift »Fritz und Fränzi« vom 4.10.2021)

Diese Überwindung eines Erziehungsstils, zu dem früher häufig die direkt oder weniger direkt ausgesprochene Androhung des Liebesentzuges bei Ungehorsam gehörte, ist zu begrüßen und ist eine gute Voraussetzung für eine bessere gesunde bio-psycho-soziale Entwicklung.

Überfordert sind aber einige Eltern mit einem grundsätzlichen Konflikt, der nicht gerne wahrgenommen werden will. Auch einige Fachkräfte im Frühbereich getrauen sich häufig nicht, das Thema der Überforderung von Babys, Kleinkindern und ihren Bindungspersonen durch zu frühe und zu lang andauernde Trennungen auszusprechen. Auch wir kennen diese Hemmung, weil man schnell missverstanden werden kann als jemand, der alte traditionelle patriarchale Verhältnisse wiederherstellen und die Frauen zurück an den Herd und ins Haus schicken wolle. Dabei geht es um die Überforderung der frühen Eltern-Kind-Beziehung, wenn die Gesellschaft, die Arbeitgeber, die teuren Wohn- und Lebensverhältnisse in der Schweiz es der jungen Kernfamilie schwermachen, den Bindungs- und Entwicklungsbedürfnissen ihrer Kleinkinder gerecht zu werden, eine bezahlbare kindgerechte Wohnung in einem kindgerechten Lebens- und Spielraum zu finden und bezahlen zu können.

9.4 Leistungsgesellschaft – Die Anforderungen der modernen Gesellschaft als Angriff auf gesunde Bindungsbeziehungen

Frau Prof. Eva Rass, Honorarprofessorin an den Universitäten Mannheim und Heidelberg, vermittelt als Psychotherapeutin und Expertin für Entwicklungspsychologie in ihren Veröffentlichungen neuere Forschungsergebnisse aus diversen Wissenschaften, u.a. der Neurobiologie, Affektforschung, Emotionsforschung und der psychoanalytischen Entwicklungspsychologie (Rass, 2012). Sie beschreibt einen zentralen Konflikt, den viele heutige Eltern haben:

> »Heutige Eltern sprechen von ihrem Wunsch, ›bessere Eltern‹ als die eigenen zu sein – d.h., sie wollen liebevoller und emotional erreichbarer sein, als sie es bei ihren eigenen Eltern erlebten. Doch können sie sich nicht von der Atmosphäre ihrer Zeit freimachen. Die schnelle ökonomische zunehmende Mobilität des Mittelstandes und der Zugang zur höheren Bildung für Frauen trieb die Entwicklung von Ambitionen und Idealen voran und geriet mit dem Wunsch, das

Leben den aufwachsenden Kindern zu widmen, in Konflikt. Heutige Eltern kehren entweder aus wirtschaftlichen Gründen oder weil sie ihre eigenen Ambitionen und Idealen nachkommen wollen, schon früh im Leben ihrer Kinder wieder in das Berufsleben zurück, und immer mehr Kinder werden von Menschen versorgt, die dafür bezahlt werden und weniger eine emotionale Beziehung zu ihnen haben.« (Rass 2014, S. 128).

Viele Menschen streben heute die Erreichung von hohen sog. Ich-Idealen an. Sie wollen sich auf vielen Ebenen verwirklichen. Man will beruflich erfolgreich sein, die genau zu einem passende Tätigkeit finden und eben auch Kinder zeugen und mit ihnen ein Stück Weiterleben erfahren. Der von Eva Rass o. g. Konflikt heutiger Eltern stimmt überein mit den Thesen der Philosophin Isolde Charim in ihrem Buch zum Thema des Narzissmus und Identitätskrisen.

»Vervollständigung« der Identität – Ich-Ideal – Narzissmus

Die Philosophin Isolde Charim, in Wien und Berlin arbeitend, beschreibt den Stress vieler Menschen mit ihren hohen Ansprüchen an sich selbst in ihrem Buch »Die Qualen des Narzissmus« (2022). Die Hoffnung, dass mit dem »Abbau der patriarchalen Autoritäten und der Schwächung kollektiver Über-Ich-Vorstellungen (wie sie Väter oder Lehrer verkörpert haben)« eine klare Befreiung des Individuums in unseren sog. westlichen Gesellschaften von einem großen psychischen Stress auf Grund einer kollektiv herrschenden Moral erreicht worden ist, habe sich nicht erfüllt. Im Zeitalter des Narzissmus (vgl. Garstick, 2013) herrsche ein häufig quälendes Ich-Ideal. Zum wichtigen Unterschied zwischen dem Über-Ich-Druck und dem Stress mit den hohen Ich-Idealen: »Der erste Unterschied ist: Das gesellschaftliche Über-Ich etabliert nicht nur die moralischen Gesetze des Erlaubten und Verbotenen. Es gibt auch Normen vor, die man als Normalität verinnerlicht. In solch eine Ordnung soll man sich einfügen, einpassen. Eine solche Normierung erfüllt man, wenn deren Kernpunkt erfüllt ist: den Durchschnitt. Das gesellschaftliche Ich-Ideal hingegen ist ganz anderer Art: Es verlangt uns eine »Anpassung « ans Ideal ab. Das ist das Gegenteil einer Norm, die ja für alle gleich gilt ... es übt einen formbildenden, gewissermaßen einen ästhetischen Druck aus. Es sagt: Du sollst du werden – und meint: Du sollst besser werden.« (Charim, 2022, S. 46).

Wir treffen immer wieder Mütter in unserer Praxis an, die sich mehr oder weniger unbewusst den Druck auferlegen, dass sie einerseits für das Baby die fürsorgliche, Sicherheit gebende Mutter sein wollen, aber gleichzeitig dem hohen Ich-Ideal gerecht werden wollen, dass sie mit ihrem Baby gemeinsam nach sechs Monaten auf jeden Fall die Eingewöhnung in eine Krippe und den Wiedereinstieg in ihre berufliche Tätigkeit schaffen.

Wir müssen in unserer Beratungsarbeit auf Männer und Frauen vorbereitet sein, die in dieser neuen Lebensphase des Elternseins seelisch und körperlich ganz besonders herausgefordert werden und deswegen mit einem *nicht pflegeleichten* Baby überfordert sind, weil sie von schwer erreichbaren Idealvorstellungen (eben diese von Charim o. g. Ich-Ideale) geplagt werden.

Fallbeispiel Cristina, Albert und das Baby

Die Familie Cristina, Albert und Baby Anna macht der Hebamme Sorgen, und diese nimmt mit mir (E. G.) Kontakt auf. Das Baby ist zu dem Zeitpunkt eine Woche alt. Die Mutter Cristina äußert die Angst, sie habe eine postpartale Depression. Ich entscheide mich nach kurzem Telefongespräch mit der Mutter für einen Hausbesuch.

Ich treffe dankbare Eltern an, die rasch gerne und offen von ihrem Erlebten erzählen. Eine Holdingerfahrung wird möglich. Ich realisiere, dass ich zuerst einmal beruhigend mit dem Konzept vom Bruch zwischen dem imaginären Kind und dem realen Kind arbeiten kann Ich kläre über das mögliche Erleben nach der Geburt auf. Die Mutter bestätigt, dass es ja gar nicht so gelaufen sei, wie sie es sich erträumt habe und erzählt weiter, dass sie schon stark alles kontrollieren können müsse. Ob das eventuell mit der Trennung ihrer Eltern zusammenhängen würde, die sie erlebte, als sie 10 Jahre jung war?

Die Geburt habe plötzlich eingesetzt und sei dann dramatisch verlaufen. Die Nachgeburt sei nicht so gekommen, wie sie wohl sollte. Die Plazenta hat sich nicht vollständig abgelöst.

Die Mutter Cristina: »Alles ging dann so schnell. Ich wurde plötzlich von vielen Ärzten umringt, und es hieß, ab in den Operationssaal ... Ich musste die Kleine wegen einer nach der Geburt notwendigen Ausschabung allein lassen, aber Albert war ja bei ihr (sie schaut in diesem Moment liebevoll ihren Mann an).«

Der Vater Albert: »Ja, und ich hatte dann die kleine Anna allein in den Armen, wusste nicht so recht, was zu tun war, aber wir kamen klar. Ich musste wohl ca. 20 Minuten warten, bis sie mir Cristina wieder brachten.«

Der Vater wirkt glücklich und stolz, als Cristina davon erzählt, wie es ihr gelang, mit Alberts Hilfe während einer langen Reise vor ca. 2 Jahren ihr zwanghaftes, anorektisches Essverhalten aufzugeben.

Cristina: »Bin ich nun postpartal depressiv, wenn ich manchmal weine und dieses starke Liebesgefühl sich noch nicht eingestellt hat? Was ist das, dass ich meine Mutter herbeisehne und bei ihr weinen möchte?«

Ich: »Vielleicht geht es Ihnen auch so wie einigen anderen Müttern, die ich kennenlernen durfte und von denen ich gelesen habe. Von ihnen habe ich gelernt, dass es, wenn sie selber Mutter werden, es auch um ein Stück Trauer geht. Trauer darüber, dass ein Stück Leben zu Ende geht. Die Kindheit wird endgültig wohl aufgegeben, weil Frau und Mann nun selber Eltern geworden sind.«

Cristina: »Können wir noch ein Stück weiter zusammenarbeiten? Ich merke, dass ich das, was Sie sagen, gut aufnehmen kann.«

Ich sah ein sich gut anschmiegendes Baby, das die Geborgenheit in den Armen seiner Mutter zu genießen schien. Das sage ich beiden Eltern, die sich dann glücklich wirkend anschauen.

Reflexion nach dem ersten Hausbesuch: Mutter Cristina, die eine anorektische Krise in ihrer Adoleszenz durchmachte, lässt sich durch meine Erklärungen nähren. Sie drückt diese wichtige Fähigkeit, sich selber auch ein Stück anlehnen zu können, schön aus mit den Worten, »... das, was Sie mir sagen, kann ich gut aufnehmen.«

Viele der anorektischen adoleszenten Mädchen, die ich in meiner langjährigen Arbeit im Spital kennengelernt habe, konnten sich nicht mit weiblichen, mütterlichen Vorbildern identifizieren und vertrauensvoll ernähren lassen (Garstick, 2014). Deshalb freue ich mich nun ganz besonders darüber, dass diese Mutter die Zusammenarbeit mit mir dafür nutzen kann, sich von dem selbstdestruktiven Persönlichkeitsanteil zu distanzieren, der ihre adoleszente Entwicklung und ihre Gesundheit sehr gefährdete. Ich verabredete noch zwei weitere Hausbesuche.

Zusammenfassung des weiteren Verlaufs: Die Entwicklung der kleinen Anna verläuft gut und die Mutter Cristina kann stolz darüber berichten und mir auch zeigen, wie das Stillen immer besser klappt. Die junge Kleinfamilie wird recht gut von den Großeltern beider Herkunftsfamilien unterstützt. Sowohl die Eltern als auch ich sind der Meinung, dass wir vorerst auf weitere Sitzungen verzichten können.

Aber ca. 14 Wochen nach der Geburt möchte die Mutter dringend einen Termin, weil sie nun die Nächte als sehr anstrengend erlebt. Sie kommt zu mir mit Anna in die ambulante Sprechstunde. Ich höre, dass Cristina sich wie »aufgefressen« fühle. Wo sei noch Platz für sie, frage sie sich. Und wie solle sie den Wiedereinstieg in ihre Arbeit schaffen, wenn Anna sie nicht schlafen lasse?

Ich denke: Jetzt erlebt Cristina als junge Mutter einen ähnlichen Konflikt wie in ihrer Adoleszenz. Damals war es für die jugendliche Frau ganz schwer zu ertragen, dass sie die Entwicklung ihres Körpers nicht so kontrollieren konnte, wie sie es wollte. Mädchen mit dieser Problematik fühlen sich existentiell in ihrer autonomen Entwicklung bedroht, wenn der Körper sich entwickelt und sie nicht genau kontrollieren können, was die biologische Uhr mit ihnen vorhat.

Aktuell ist es nun die kleine Anna, die noch nicht so »funktioniert«, wie es Cristina braucht, damit sie neben der Mutterrolle auch wieder ihrer beruflichen Tätigkeit nachgehen kann.

Der unregelmäßige Schlafrhythmus des Babys wird von der Mutter als bedrohlich erlebt. Sie befürchtet, dass sie nicht wieder ihre berufliche Tätigkeit so aufnehmen kann, wie es für ihr Selbstwertgefühl wichtig ist. Cristina erlebt also in dieser Phase ihrer Mutterschaft wieder eine Bedrohung der autonomen Entwicklungsbedürfnisse wie früher in ihrer Adoleszenz.

Ich sage der Mutter: »Ich kann mir vorstellen, dass Sie beide, Sie, die Mama, und die kleine Anna den Druck spüren, der in Ihnen steckt. Sie haben nun wohl zu viel Angst, dass die kleine Anna nicht bis zum Wiedereinstieg in Ihre Arbeit ›krippenfähig‹ wird. Was befürchten Sie denn, wenn Anna und Sie noch mehr Zeit brauchen für diese doch wichtige Veränderung in Ihrem Leben?«

Die Mutter konnte sich dann doch beruhigen durch das Durchdenken verschiedener Szenarien. Aber sie befürchtete, dass sie Mitarbeiterinnen und Kunden sehr enttäuschen würde, wenn sie nicht im Herbst in die Arbeit zurückkehrte.

Ich denke, dass auch diese Mutter zu sehr von dem Ich-Ideal-Anspruch, wie von Charim beschrieben, gestresst wird.

Es folgt ein weiteres Fallbeispiel von Egon, das aufzeigt, wie wir durch unsere gemeinsame Sprechstundenarbeit eine fokussierte therapeutische Arbeit ermöglichen. Im folgenden Fallbeispiel eines Vaters, welcher durch eine eigene traumatisierende Erfahrung eingeholt wurde, haben wir uns zu einer flexiblen Ausweitung unserer Arbeitsweise in Form von Hausbesuchen entschieden.

Fallbeispiel Alexander

In der Arbeit mit der Familie des 4-monatigen Alexanders machte uns sein Vater Manuel (30 Jahre alt) Sorgen, weil er sehr depressiv auf uns wirkte. Resignativ, leise verzweifelt, nicht lärmig und affektiv aufwühlend, erzählt er in der Sprechstunde: »Ich habe es ja geahnt. Ich kann keine Freude empfinden über meinen Sohn. Er kommt mir vor wie ein schwer zu verstehendes Bündel von meistens anstrengenden Reaktionen. Nerviges Schreien hauptsächlich. Ich habe schon vor der Geburt Bedenken gehabt. Weil ich nie Freude an Kindern hatte, so wie andere Männer aus meinem Bekanntenkreis. Ich wurde damit getröstet, das käme dann schon, sobald ich den Kleinen dann in meinen Armen halten kann.«

Er nannte es ein Sackgassengefühl.

»Und nun habe ich da etwas, was ich nie wollte. Ich wollte nicht so festgelegt werden, auf so langweiliges Familienleben. Aber meine jetzige Freundin Maria hat es geschafft, dass ich mich doch auf eine verbindliche Partnerschaft eingelassen habe.«

Der Vater war derart verzweifelt, dass er sogar daran dachte, er müsse die Beziehung mit seiner Frau aufgeben, weil er kein guter Partner für sie sei in dieser neuen Phase des Lebens, der Elternschaft. Beide Eltern wünschten sich, dass ich dem Vater helfe, eine Beziehung mit seinem kleinen Sohn aufzubauen.

Ich sollte den Vater zu Hause beim konkreten »Hüten« seines Sohnes begleiten und ihm helfen, irgendwie besser in Kontakt mit seinem Sohn zu kommen. Beim Besuch war auch Alexanders Mutter Maria zugegen. Sie begrüßte mich freundlich. Sie sei froh, dass wir nun so eine Art Familiengespräch machen könnten. Maria wirkte zuerst ganz stark und schien bereit zu sein, vieles zu ertragen! Manuel betonte nochmals, wie er das alles in seiner Jugend nie habe haben wollen. Dieses langweilige, »tötelige« (Schweizerdeutsch) Familienleben ... und nun sitze er hier in dieser »bünzligen« (spießigen) Gegend.

Ich schaute mich um und betonte dann, dass ich ein schönes, sonniges, gut und praktisch eingerichtetes Wohnzimmer mit schönem Ausblick sehe. Überraschend kam nun von Maria die Information: Sie habe sich lange schwer getan mit einer festen Beziehung, mit einer Bindung.

»Aber mit diesem Mann, ja, mache ich es«, sagte sie spontan. Manuel war gerührt und sagte lächelnd, »ich will mit Dir auch die Bindung«. Maria erzählte nun, was sie im Gespräch mit ihrer Schwiegermutter über Manuels frühe Kindheit erfahren habe. Manuels Mutter habe nach seiner Geburt eine schwere postpartale Depression erlebt und sei einige Wochen hospitalisiert gewesen. Wir versuchten uns nun gemeinsam vorzustellen, wie das so ein kleiner Sohn wohl erlebt haben könnte, und es gab Platz in unserer Runde fürs Berührt- und auch Traurigsein. Der Vater konnte es zulassen, dass wir drei Erwachsene uns um sein *inneres Kind* kümmerten und die Schlussfolgerung zogen, dass er mit einer großen Vorbelastung in diese neue Lebensphase des Vaterwerdens geraten sei. Der vorher unruhige kleine Alexander war während des Gespräches in den Armen seines Vaters eingeschlafen, und Manuel schaut ihn mit feuchten Augen an. Der Vater schien einen neuen empathischen Zugang zu seinem Sohn gefunden zu haben. Wir besprachen auch noch, wie sich das junge Elternpaar die bevorstehenden Weihnachtstage stressfreier einrichten und wie sie die Unterstützung der Großeltern noch öfter in Anspruch nehmen könnten.

Beim Folgebesuch traf ich den Vater schon an der Tür gut gelaunt an. Dann erlebte ich ein lustvoll miteinander kommunizierendes Vater-Sohn-Paar. Die Mutter gesellte sich diskret dazu und schien diese Männerrunde zu genießen. Der Vater war glücklich, weil der kleine Alexander die Töne und die Mimik vom Papa begeistert beantwortete. Im weiteren Gespräch hörte ich dann noch, dass es viel weniger Schreiphasen gäbe und dass Alexander besser am Stück schlafe.

9.5 Kritische Bestandsaufnahme der Familienergänzenden Kinderbetreuung

Kinderärzte und Psychotherapeutinnen, die von erschöpften Eltern mit ihren schwer zu beruhigenden Babys aufgesucht werden, müssen sich und den Familien mit der Frage auseinandersetzen, wie sind die Betreuungsverhältnisse des Babys und welcher mögliche Stress wird durch die Arbeitszeiten der Eltern und durch längere Trennungen der Babys von ihren primären Bindungspersonen ausgelöst.

Prof. Serge Sulz, Verhaltenstherapeut, Mitherausgeber der Fachzeitschrift Psychotherapie im Psychosozial-Verlag, konfrontiert uns mit sehr ernst zu nehmenden Untersuchungsergebnissen einer Studie zum Thema »Risiken der Betreuung in Kinderkrippen« aus dem Jahr 2019. Viele Babys würden heute zu früh in eine Krippe gebracht und dort zu lange an einem Tag durch häufig überfordertes Betreuungspersonal gehütet. »Kinderkrippe ist damit assoziiert, dass ein Baby aus der Not heraus notdürftig untergebracht wird, weil die Eltern keine andere Lösung haben und ihnen sonst niemand hilft ... Ein Tag ist für Kinder unter zwei Jahren viel zu lang. Ab 18 Monaten kann man an zwei bis drei Stunden denken, aber nicht an einen ganzen

Tag.« (Sulz, 2023, S. 109) Sulz stellt fest, »… dass es nicht um das Wohl der Kinder ging, sondern um die Erhaltung der Arbeitskraft der Frau.« Man habe im Westen Deutschlands unkritisch die in der früheren DDR herrschende Praxis der sehr frühen Trennung der Babys von den Eltern übernommen. Er fordert: »Das große Loch auf dem Arbeitsmarkt darf nicht durch Kinderkrippen gestopft werden. Kinder haben umgekehrt das Recht, in ihrer Familie zu bleiben. Das kann gut gelingen, wenn ein zweifaches Opfer gebracht wird:

1. Die Bestrebungen, Arbeitskräfte auf Kosten der Kinder zu gewinnen, müssen gestoppt werden, da sie die Menschenrechte der Kinder verletzen.
2. Die Männer müssen gleich viel Verzicht auf Einkommen und Karriere erbringen wie die Frauen.« (Sulz, 2023, S. 110)

Sulz fordert zu Recht den Schutz der frühen Bindungsbeziehungen und die Verhinderung von zu großem Stress für die Babys und Kleinkinder, deren Eltern durch den Spagat zwischen beruflichen Anforderungen und familiären Bedürfnissen überfordert werden.

Die Psychoanalytikerin Scheerer hat sich zu dem Thema der Überforderung von Babys und Kleinkindern mit zu langen Trennungen von ihren primären Bindungspersonen in einem Interview wie folgt geäußert.

Die Qualität in Kinderkrippen

Die Psychoanalytikerin Scheerer nimmt Stellung zur Frage der Qualität in Kinderkrippen in der »taz« vom 26. 11. 2007 mit dem Titel: »Angriff auf die Schutzzone«. Sie schreibt über die erbitterte Diskussion über die Krippenbetreuung und den richtigen Zeitpunkt der Trennung von Mutter und Kind:

Scheerer: Gegen Krippen zu sein ist unrealistisch: Betreuung von Kindern außerhalb der Familie hat es immer gegeben und wird es immer geben. Es geht darum, dass sie Kindern nicht schadet. Dazu müssen wir ihre altersspezifischen Entwicklungsbedürfnisse kennen und brauchen eine stabile Organisation.

Eine enge Mutter-Kind-Beziehung kann manchmal auch ihre schlechten Seiten haben?

Natürlich. Wenn die Mutter wegen eigener Probleme die Bedürfnisse ihres Kindes nicht gut erspüren und erfüllen kann, belastet das die kindliche Entwicklung. Dann kann eine Krippenbetreuung das mütterliche Defizit zwar nicht ausgleichen, aber dem Kind vielleicht Gelegenheit geben, andere Fürsorgestile kennenzulernen. Ob es davon für seine langfristige Entwicklung profitieren kann, hängt aber davon ab, ob die Beziehungsangebote in der Krippe über lange Zeit stabil bleiben.

Was, wenn man auf eine ganztägige Betreuung nicht verzichten kann?
Dann ist es für die Entfaltung des Gefühlslebens der Kinder besonders wichtig, dass die Betreuungsbeziehungen langfristig bestehen bleiben. Sie müssen Kindern stabile Identifikationsmöglichkeiten bieten. Das klappt nicht, wenn die Kindergruppe zu groß und das Personal zu knapp ist. Darauf muss man achten.

Also spielt auch die Aufenthaltsdauer in der Krippe eine wichtige Rolle?
Studien haben erwiesen, dass bei ganztägiger Betreuung besonders die Nachmittage zu einem Anstieg der Stressreaktionen im kindlichen Organismus führen. Und eine der bisher größten US-amerikanischen Langzeitstudien fand einen Zusammenhang zwischen ganztägiger Krippenbetreuung und aggressiverem Verhalten im Schulalter.

Müssen Eltern und Betreuungspersonen sich auch gut verstehen?
Ja, sonst wirkt sich das auf das Sicherheitsgefühl des Kindes negativ aus. Das Kind sollte die Krippe als eine Erweiterung der Familie wahrnehmen können.

Immerhin können Krippen auch eine Frühförderung anbieten, die in vielen Familien nicht stattfindet. Denken Sie nur an die Migrantenkinder.
Selbstverständlich. Aber auch die Frühförderung kann von einem Kind erst dann aufgenommen und verarbeitet werden, wenn es seine Trennungs- und Verlustängste gebändigt hat. Die kognitive Entwicklung kann man von der emotionalen Basis nicht trennen. Und Bindungen einzugehen und Trennungen zu bewältigen sind lebenslang die schwierigsten Aufgaben des Menschen.

Als Psychoanalytikerin kennen Sie sich mit den Folgen belastender Trennungserlebnisse aus.
Es gibt Trennungsängste, die so groß sind, dass engere Bindungen lieber generell vermieden werden. Oder Gefühlsäußerungen aus Angst vor Zurückweisung. Dann sind die Menschen oft traurig, unruhig oder ängstlich. Ihnen fehlt das, was wir Urvertrauen nennen. Das ist nämlich keineswegs angeboren. Wir können zudem davon ausgehen, dass häufig wechselnde und unterbrochene Betreuungserfahrungen in zu großen Gruppen von Kleinkindern einen Einfluss haben auf spätere Aufmerksamkeits- und Konzentrationsdefizite.

9.6 Abschlussgedanken und Zusammenfassung

Kinderärzte und Psychotherapeuten, die diesen Stress von Müttern und Vätern und ihren Babys miterleben, sollten sich für gesündere Entwicklungsbedingungen von Eltern-Kind-Beziehungen in der Öffentlichkeit engagieren und aufzeigen, was für Schäden auch für die Gesellschaft und die Volkswirtschaft entstehen können, wenn die Menschen als Babys und Kleinkinder nicht den geschützten Entwicklungsraum mit sicheren Bindungsbeziehungen erfahren dürfen.

Wir brauchen Mütter und Väter auch als Fachkräfte in der Arbeitswelt, aber wir dürfen nicht die Gesundheit der Kernfamilie in den ersten zwei Jahren ihres Kindes gefährden. Wie von Sulz und Scheerer beschrieben, muss es uns ein großes Anliegen sein, dass kleine Menschen in Entwicklungsräumen heranwachsen, in denen sichere Bindungsbeziehungen entstehen als Voraussetzung für eine körperliche und seelische Gesundheit. Das ist die Basis für eine gute kognitive Entwicklung, Lernfähigkeit und soziale Kompetenzentwicklung. Eine demokratische, wirtschaftlich prosperierende und innovative Gesellschaft braucht kreative, kooperative und belastbare Menschen, die sich auch für ein gemeinschaftliches Miteinander in der Gesellschaft engagieren, wenn wir neben einer starken Wirtschaft auch den sozialen Frieden, Nachhaltigkeit und eine Identifizierung mit dem Weiterleben von zukünftigen Generationen in breiten Kreisen der Bevölkerung anstreben.

Neben diesem Appell an die verschiedenen politischen Bereiche (Gesundheits- sowie Bildungspolitiker, aber auch an die Steuerpolitik und an die Arbeitgeberverbände) wollen wir uns nochmals mit unserem Anspruch an die Verbesserung einer gemeinsamen Arbeit zwischen Pädiatrie und Psychotherapie auseinandersetzen.

Im Kapitel 4.2 der transdisziplinären Anamneseerhebung haben wir unser Vorgehen beschrieben, und bei der Vorstellung dieser Arbeitsweise in Fortbildungsveranstaltungen (→GAIMH-Tagung Salzburg 2023) ernten wir in der Regel sehr positive Rückmeldungen, aber werden auch von Kinderärzten und Psychotherapeutinnen in Deutschland, Österreich und in der Schweiz darauf hingewiesen, dass wir beide (R. G. u. E. G.) optimale Ausgangsbedingungen für unsere Zusammenarbeit gehabt hätten, auf die viele Kolleginnen und Kollegen leider an ihren Wirkungsstätten nicht zurückgreifen könnten.

Dieser Diskrepanz sind wir uns bewusst, aber das sollte uns nicht davon abhalten, nochmals die entscheidenden Vorteile der transdisziplinären Zusammenarbeit zu betonen.

Wir nehmen gemeinsam, Arzt und Psychotherapeut, die erschöpfte Familie auf.
Sie erlebt das Gehaltenwerden, das *Holding* im Sinne von Winnicott.
Wir achten gemeinsam auf die spontan auftretenden Bedürfnisse, lassen sie uns gemeinsam mit den Eltern bewusst werden.
Wir überlegen gemeinsam, wie eine *Erste Hilfe* geleistet werden kann, u.a. zum Schutz vor ungewollter Gewalt gegen das schreiende Baby.
Wir denken vor den Eltern gemeinsam laut nach über das, was wir aktuell erleben.
Wir achten auf spontan auftretende positive Gesten zwischen dem Baby und uns Erwachsenen und sorgen dafür, dass die erschöpften Eltern sich ein kleines Stückchen wieder liebevoll kompetent im Umgang mit ihrem Baby erleben.
Wir beraten hör- und nachvollziehbar für die Familie weitere Abklärungsschritte.

Wie können wir uns für die Verbreitung unseres Konzeptes engagieren? Als Psychotherapeut muss ich noch stärker in psychotherapeutischen Ausbildungsinstitutionen im Bereich Eltern-Baby-Therapie meine Erfahrungen mit der transdisziplinären Zusammenarbeit durch Fortbildungen einbringen. Zum Teil geschieht das schon, wie z.B. in der Wiener Akademie für Psychoanalyse im April 2023. In der Schweiz ist es einer niedergelassenen Psychotherapeutin möglich, ohne zu großen administrativen Aufwand Kontakt zu einer oder zwei Kinderärzten im Umfeld ihrer Praxis aufzunehmen und eine solche Zusammenarbeit aufzubauen.

Auf jeden Fall werden Raffael und ich auch noch in kinderärztlichen Kreisen in der Schweiz unser Modell noch intensiver in Fortbildungen vorstellen, um die Ärztinnen dazu zu motivieren, gemeinsame Praxen mit Psychotherapeutinnen aufzubauen.

In Deutschland ist es, so berichten mir deutsche Kolleginnen, komplizierter mit der Abrechnung einer gemeinsam durchgeführten Abklärungsstunde. Da braucht es also noch Verhandlungen mit Krankenkassen und eventuell mit Gesundheitsämtern, damit eine flexible Arbeit mit erschöpften Familien möglich wird.

KAPITEL 10

Ausblick – Was in Not geratene Babys und Eltern im Spital brauchen

Fortbildungen

Wir durften die Erfahrung machen, dass unsere *transdisziplinäre* Zusammenarbeit zwischen Pädiatrie und Psychotherapie im Frühbereich hilfreich ist. Daher stellen wir unsere Erkenntnisse und Erfahrungen gern als Grundlage für die Erstellung von Konzepten in ambulanten als auch in stationären Bereichen zur Verfügung. Eine supervisorische Begleitung durch uns bei der Entwicklung neuer Konzepte und deren Umsetzung ist grundsätzlich möglich.

Fokussierte Intensivtherapie auf pädiatrischen Stationen in Spitälern

Es geht um die Herstellung eines *urmütterlichen* Settings für stark erschöpfte Eltern und ihre schwer zu regulierenden Babys.

Wieso sprechen wir von einem *urmütterlichen* Setting?

Im 1. Kapitel über die Entstehungsgeschichte unserer Sprechstunde haben wir das Engagement der Pflegefachfrauen im Zürcher Stadtspital beschrieben und wie sie uns zum Aufbau eines Behandlungskonzeptes motivierten. Bei der Aufnahme von sehr erschöpften Müttern und ihren schwer zu regulierenden Babys durften wir beide, der Pädiater und der Psychotherapeut, eine spannende, sehr flexible und kreative Zusammenarbeit mit hoch motivierten Pflegefachfrauen erleben.

Es gelang uns gemeinsam, ein intensives Holding für die Familien zu erschaffen, das sehr geschätzt wurde und angenommen werden konnte. Wir setzten einige der Werte um (vgl. Kap. 9), die noch stärker die Gesundheitspolitik im Interesse von gesunder frühkindlicher Entwicklung bestimmen sollten. Kleinfamilien brauchen eine Kultur, in der sie sich wie von einer *Urmutter* getragen und in Notsituationen aufgefangen und gehalten fühlen.

Das Procedere

Beim Aufnahmegespräch waren eine zugeteilte, erfahrene Pflegefachfrau sowie ein Arzt/Ärztin (in der Regel Raffael) und der Psychotherapeut Egon anwesend.

Den Eltern wurde erklärt, dass die Pflegefachfrau zuerst einmal Zeit zum Beobachten der Interaktion zwischen der Mutter und ihrem Baby bräuchte. Dann besprach sie ihre Wahrnehmungen mit dem Pädiater und Psychotherapeuten, entwickelte mit ihnen Ideen für das weitere Vorgehen, bevor sie einfühlsam und feinfühlig die Mutter im Aufbau ihrer Kompetenz als Co-Regulatorin unterstützte. Das Ziel war immer, und muss es sein in einer verantwortungsbewussten Therapie, dass die Mutter (manchmal ist es auch zuerst der Vater, wenn z. B. die Mutter durch eine postpartale Depression belastet ist) die gute, tragfähige sichere Bindungsperson für das Baby wird.

Nach der ersten Nacht im Spital besuchte der Psychotherapeut Egon die Mutter und das Baby. Wenn es organisatorisch möglich war, besprachen die Pflegefachfrau und der Psychotherapeut gemeinsam die Erfahrungen der Mutter, die sie am Abend und in der Nacht mit ihrem Kind gemacht hatte.

Wenn ein gemeinsames Gespräch nicht möglich war, dann hatte Egon sich vor dem Besuch in einem längeren Telefongespräch über die Eindrücke der Pflegefachfrau informiert.

In der Regel waren diese therapeutischen Gespräche intensiv. Die Mütter öffneten sich für das Besprechen von wichtigen, belastenden Themen, die unbesprochen einen entspannteren Umgang mit ihrem Baby erschweren oder nicht selten verunmöglichen.

Das Abschlussgespräch nach drei Tagen führten wir mit der Familie zu dritt. Es wurde das Erlebte reflektiert und in der Regel wurden nachfolgende ambulante Maßnahmen vereinbart.

In der Schweiz sind pädiatrische Stationen dazu verpflichtet, total überforderten und erschöpften Eltern mit dem Baby eine Entlastungshospitalisation anzubieten, damit es nicht zu einer schweren Vernachlässigung und sogar zu Kindesmisshandlung kommt. Aber häufig sind solche Entlastungen für die Betroffenen nicht wirklich hilfreich und nachhaltig. Daher haben wir die hier beschriebene Fokussierte Intensivtherapie angewandt und hoffen, dass sich Spitalleitungen und Gesundheitspolitiker dazu motivieren lassen, sich für die Umsetzung einer *urmütterlichen* Haltung zu engagieren.

Anhang

1 Beratungsstellen für Einschlafprobleme und den Umgang mit sog. »Schreibabys«

Auf der Website https://www.gaimh.org/angebote-adressen.html findet man diverse Adressen von Beratungsstellen in Österreich, Deutschland und der Schweiz. Die Daten zu Deutschland sind sehr umfassend, während sie zu Österreich und der Schweiz leider noch unvollständig sind.
Die GAIMH, eine deutschsprachige Vereinigung von verschiedenen im Frühbereich aktiven Fachkräften, bietet Orientierungshilfen und jährlich stattfindende Tagungen an, auf denen der interdisziplinäre Austausch gepflegt und neuere relevante Forschungsarbeiten vorgestellt werden.

Eine gute Übersicht über Angebote in der Schweiz findet man auf der website www.schreibabyhilfe.ch/adressen. Diese umfassen Notfallhilfe, Ansprechstellen an Spitälern, allgemeine Beratungsstellen für Eltern, Information zu Entlastung für Eltern und auch Links zu möglichen Therapieformen.
Wir erwähnen im Folgenden ausgewählte Einrichtungen für die Arbeit mit Babys und Eltern in der Deutschschweiz, mit denen wir oft zusammenarbeiten.

Station für Eltern-Kind-Behandlung in Münsterlingen, Psychiatrische Dienste des Kanton Thurgau
Tel. +41 058 144 42 65
email: silvia.reisch@stgag.ch

Mutter-Kind-Abteilung Spital Affoltern AG, Sonnenbergstrasse 27, 8910 Affoltern a. A.
Tel. +41 44 714 29 21
muki@spitalaffoltern.ch

Ambulante und stationäre Angebote bei Regulationsproblemen von Säuglingen und Kleinkindern im Kantonsspital Winterthur
Kantonsspital Winterthur, Brauerstrasse 15, 8401 Winterthur,
Tel. +41 052 266 37 13
email: regulation.spz@ksw.ch

Sprechstunde für Regulationsstörungen am Stadtspital Zürich
Sekretariat Ambulatorium
Tel. +41 044 416 21 50
email: kinderklinik.anmeldung@stadtspital.ch

Link für weitere Sprechstunden an Spitälern in der Schweiz

2 Das 24-Stundenprotokoll

Vorlage 1

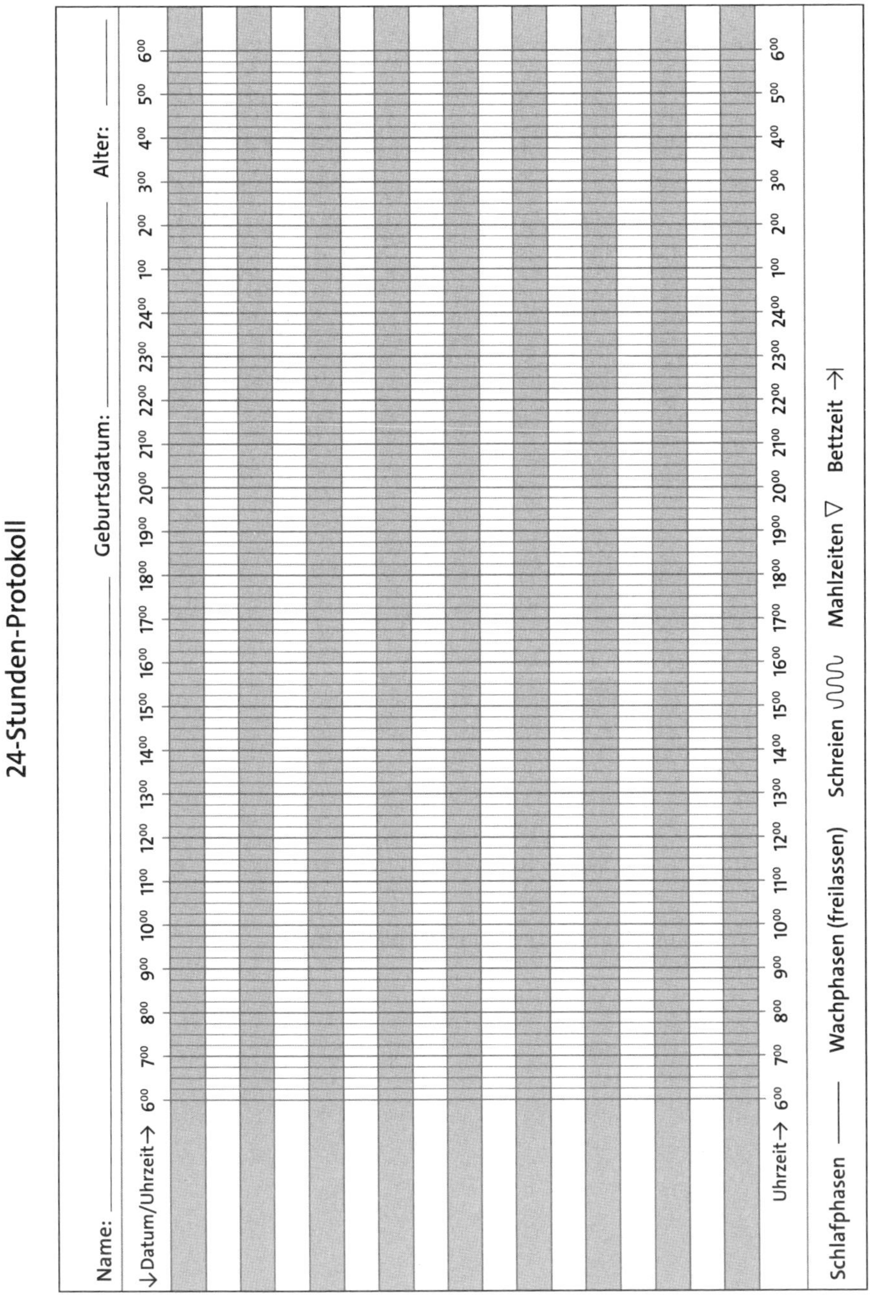

Vorlage 2

24-Stunden-Protokoll

Name: ______________________________

Geburtsdatum: ____________ Alter: ________ Datum: ____________

	Vormittag						Mittag						Abend						Nacht					
Verhalten	06	07	08	09	10	11	12	13	14	15	16	17	18	19	20	21	22	23	00	01	02	03	04	05
Unruhe, Quengeln																								
Schreien																								
Schlaf																								
Essen																								
Zwiegespräch X																								
Herumtragen X																								
Kinderwagen																								
Im eigenen Bett																								
Im Bett der Eltern																								
Beruhigungshilfen	06	07	08	09	10	11	12	13	14	15	16	17	18	19	20	21	22	23	00	01	02	03	04	05
Singen X																								
Wickel X																								
Bauchmassage X																								
Spieluhr X																								
Puken																								
Kuscheltuch X _ X																								
Schnuller X _ X																								

Schlafphasen detailliert eintragen:

Zum einschlafen gelegt ⊢

Eingeschlafen !

Die beiden 24-Stunden-Protokolle haben wir zum Download auf www.klett-cotta.de bereitgestellt. Geben Sie im Suchfeld auf der Homepage des Verlags den folgenden Such-Code ein: OM98094 oder nutzen Sie den QR-Code.

3 Begriffe aus der Sprechstunde

Techniken

WWSZ »Warten – Wiederholen – Spiegeln – Zusammenfassen« und NURSE »Naming – Understanding – Respecting – Supporting – Exploring«

Diese Techniken der patientenzentrierten Gesprächsführung und des Umgangs mit emotionalen Äußerungen bilden das Fundament eines guten therapeutischen Gesprächs. Die Eltern sollen sich nicht nur in ihrer verbalen Schilderung verstanden fühlen, sondern auch in ihrem emotionalen Erleben. Wir nehmen ihre Belastung spürbar auf und erreichen so das erwünschte Holding. Die Techniken sind in der online lesbaren SAMW Broschüre »Kommunikation im medizinischen Alltag« genau beschrieben.

Instrumente

24-Stunden-Protokoll (Vorlagen s. Anhang 2)

Dies ist das wichtigste Tool, um eine Regulationsstörung zu dokumentieren und um mit den Eltern gemeinsam im Verlauf der Arbeit eine sichtbare Verbesserung bewusster wahrnehmen zu können. Dieses Protokoll dokumentiert den Zeitraum von 24 Stunden im 15-Minuten-Takt und dies über maximal 14 Tage pro Seite. Erfasst werden Wach/Schlafzeiten, ggf. auch Schlafort, sowie Unruhe- und Fütterungszeiten. In einem solchen Protokoll können Regulationsabläufe gesehen, Schlafsummen berechnet und auch Veränderungen über die Zeit dokumentiert werden.

Wir empfehlen das Führen eines manuellen und nicht eines digitalen Protokolls. Zur genauen Führung des Protokolls und Besprechung mit den Eltern → Kap. 7.3 und 7.6).

Gute-Zeiten-24-Stunden-Protokoll

Im klassischen Protokoll wird viel Wert auf das Erfassen vom Weinen/Unruhe des Kindes gelegt. Wir ergänzen das klassische Protokoll durch das Erfassen der sogenannten »guten Zeiten«. Wir empfehlen diese »guten Zeiten« farbig (z. B. grüne Linie) zu dokumentieren und zusammen anzusehen. Das gemeinsame Erkennen, dass die Eltern es auch gut machen und dass »das Elternsein auch gelingt«, verschafft Erleichterung, weil die erlebten Kränkungen nun korrigiert werden können.

Kombiniertes 24-Stunden-Protokoll

Es ist in einigen Fällen sinnvoll, auch die Dysregulation der Mutter und die Präsenzzeiten des Vaters im Caregiving zu dokumentieren. Dazu kann man jeweils das Protokoll parallel führen: eine Linie für das Kind, eine für die Eltern. Es werden wiederum Schlafzeit und Essenszeiten z.B. der Mutter parallel zum Kind dokumentiert. Dies führt zu einer rascheren Wahrnehmung der Bedeutung der individuellen Dysregulation der Mutter und/oder der Überforderung des familiären Systems.

Erweitertes 24-Stunden-Protokoll

In speziellen ambulanten Situationen und stets im stationären Setting benutzen wir das erweiterte 24-Stunden-Protokoll. Im Gegensatz zum regulären Protokoll wird pro Seite nur ein Tag erfasst. Es werden die einzelnen Beruhigungsmaßnahmen detaillierter dokumentiert, ebenso die Orte, wo die Beruhigung versucht wird und eventuell schon eine Entlastung erlebt wurde. Die Besprechung muss dann zeitnah erfolgen.

Restaurantzeiten

Wir versuchen die Eltern dazu zu motivieren, dass sie ihrem Kind und sich selbst einen strukturierten Fütterungsplan »zumuten« und aufbauen. Gerade sehr erschöpfte Eltern können die Orientierung in der Frage, ob das Baby noch und wieder Hunger hat, total verlieren.

Restaurantzeiten bedeuten also, Zeitfenster im Tagesablauf festzulegen, an welchen das Baby gefüttert werden soll. Meistens geben wir einen Zeitraum von einer Stunde vor, in welcher »das Restaurant geöffnet ist« – gemeint ist, dass in diesem Zeitraum die Fütterung des Babys erfolgen soll. Wir besprechen mit den Eltern, wann diese Zeiten sein sollen, sie müssen immer morgens beginnen und dann über den Tag in einem Fütterungsabstand von 2–3 Stunden festgelegt werden. Wir zeichnen diese Zeiten dann farbig ins 24-Stunden-Protokoll als Zeitfenster ein. In dieser Zeit soll also die Fütterung erfolgen. Diese sollte wenn möglich bei gestilltem Baby beide Brüste umfassen und je Brust nicht 15 Minuten überschreiten. Bei flaschenernährten Babys sollte die Ernährungsdauer ca. 20 Minuten dauern.

Falls das Baby vorher hungrig scheint und weint, soll es mit einem Tee- oder Wasserschoppen beruhigt werden, damit die regulationssteuernde, kalorienhaltige Mahlzeit zu den festgelegten Zeiten stattfinden kann.

Schläft das Kind noch zu Beginn des festgelegten Zeitfensters, sollte es beobachtet werden. Kinder schlafen entweder in einem Tiefschlaf oder im REM-Schlaf. Bei letzterem dürfen sie sanft geweckt werden. *Wichtig ist, dass der Morgen regelmäßig mit einer gut einhaltbaren Restaurantzeit beginnt, damit der Tag strukturiert bleibt.*

Doppelmahlzeit

Vor dem Schlafen am Abend darf und soll innerhalb von kürzerer Zeit gefüttert werden. Der Abstand von einer Mahlzeit zur zweiten ist dann häufig nur 1–1,5 Stunden.

Ablaufregeln: z. B. Füttern – Spielen – Schlafen – Wickeln – Füttern

Wir empfehlen einen geregelten Ablauf über den Tag. Die im regelmäßigen Rhythmus erfahrene Wiederholung von liebevoller Pflege und Fütterung baut ein Vertrauen darauf auf, dass Frustrationen aufgefangen und korrigiert werden. Das Kind lernt, beruhigende Maßnahmen zu erwarten und schafft es selber, Übergänge von Belastung zu Entspannung und umgekehrt erfolgreich und ohne Anspannung zu bewältigen. Ein wichtiger Schritt hin zur Entwicklung von Selbstregulation. Meistens empfehlen wir den Ablauf wie oben beschrieben. Er kann aber je nach Kind angepasst werden, dass nach dem Füttern eine Schlafphase folgt oder das Wickeln vorgezogen wird. In den Abendstunden sollte ein Schläfchen vor dem angestrebten längeren Nachtschlaf vermieden, aber sehr wohl eine Doppelmahlzeit in kurzem Zeitabstand gegeben werden.

Energiebarometer

Wir benutzen die bekannte VAS-Skala (Visual Analog Skala – eine virtuelle Skala mit den Werten von 1 bis 10, um die Schwere der gemessenen Symptome subjektiv zu bewerten) um festzustellen, wieviel Energie die Eltern noch »im Tank« haben. Dabei handelt es sich um eine subjektive Beurteilung von Vater und/oder Mutter über sich selbst oder den Partner. Wir fragen, wieviel Energie die Eltern noch haben, indem wir das Beispiel der Weltreise nehmen (10/10 = maximale Energie) oder das Bild »einen nächsten Friedhof aufzusuchen« (1/0 = minimale Energie). In den meisten Fällen kommt eine adäquate subjektive Beurteilung zustande. Seltener müssen andere Messinstrumente (wie z. B. Messung einer Depression) angewendet werden.

Bauchmassage

Die Bauchmassage wird von jeder Mütter-/Väterberatung instruiert. In den meisten Fällen handelt es sich um eine oberflächliche Bauchmassage im Uhrzeigersinn mit extern aufgetragenem »Koliköl« (Bsp. von Farfalla®). Wir empfehlen aber bei Kindern mit sensiblem Bauch eine tiefere Massage in Ruhezeiten, also z. B beim Wickeln, welche wir den Eltern auch zeigen. Grund dafür ist, dass wir tatsächlich im Sinne einer »Desensibilisierung« gerade in den Ruhephasen Druck auf den Darm ausüben um ihm ein Zeichen zu geben, dass dieser Druck nicht immer ein echtes Alarmzeichen ist, sondern durchaus auch ausgehalten werden kann.

Wichtige Begriffe und Regeln aus der »Information therapy«

Schlafentzug ist eine Foltermethode

Wir betonen die Bedeutung von systematischem Schlafentzug in einem erweiterten Kontext. Häufig führt dies zur Einsicht, dass »etwas gemacht werden muss«. Schlafentzug führt zu schweren, ja gefährlichen Konzentrationsstörungen, u. a. auch zum Sekundenschlaf und zu Verstimmungen bis zur bekannten Erschöpfungsdepression. Letztere muss von der Postpartalen (hormonell bedingten) Depression abgegrenzt werden, da sie unterschiedlich behandelt werden.

Schlafregel: Der Tag rettet die Nacht

Dies bedeutet, dass wir zunächst mit den Eltern gemeinsam versuchen, tagsüber befriedigende Situationen herzustellen, die dann auch gespeichert werden. Denn am Tag sind eher Energie und Ressourcen vorhanden. Die Veränderung am Tag haben häufig Auswirkungen auf die Nacht. (Detailliert → Kap. 7.5) Diese Regel ist essentiell insbesondere für Eltern mit großer Erschöpfung und wenig Entlastungsmöglichkeiten. Wir führen dann z. B. die oben genannten Restaurantzeiten oder die Ablaufregeln nur mal für den Tag ein, während wir den Ablauf der Nacht zunächst nicht verändern.

Steinzeitregel: Wo und wie ich einschlafe, wache ich auch wieder auf

Diese Regel nennen wir Steinzeitregel oder Einschlafregel, weil sich unser Schlafrhythmus vergleichen lässt mit dem Verhalten unserer Vorfahren. Damals war das Schlafen in der freien Natur eine Bedrohung für das Überleben. Der Steinzeitmensch lebte in einer kleinen Gruppe und schlief um das überlebenswichtige Feuer. Ein längerer Tiefschlaf oder auch nur das Wegrollen eines Babys von seiner Mutter bedeutete eine konkrete Bedrohung durch wilde Tiere oder Auskühlung. Dieser archaische Rhythmus ist bis heute bei uns abgespeichert und leitet den kindlichen wie auch den erwachsenen wellenförmigen Schlaf. Wir sprechen über kurze Schlafrhythmen von ca. 30–45 Minuten Dauer. Danach wird jeweils unbewusst überwacht, ob die ursprünglich sichere Situation noch vorhanden ist. Falls sie sich geändert hat (z. B. auch durch Legen ins eigene Bett, wenn das Baby im Arm oder an der Brust eingeschlafen ist), wacht das Kind auf und fordert die ursprüngliche Einschlafsituation wieder ein.

Um diese Details zu erkennen, ist das genaue Erfragen der Einschlafsituation und des Ablaufs notwendig.

Better a bad plan than no plan

Alle unsere Maßnahmen verstehen wir als Ideen, welche einigermaßen gut eingehalten werden können. Es ist immer möglich und erwünscht, einen Plan anzupassen und zu verbessern. Grundsätzlich verlassen Eltern die Sprechstunde nie ohne einen schriftlich festgelegten Plan.

Geplante Entlastung ist notwendig

Wir besprechen die Wichtigkeit nicht nur von punktueller Unterstützung, sondern von geplanter Entlastung z. B. 2x wöchentlich durch den Partner, die Großmutter oder eine professionelle Hilfe (s. Anhang 1 für detaillierte Stellen). Dies weil man sich in der schwierigen Zeit auf eine Entlastung einstellen kann, was die eigenen Energieressourcen deutlich erhöht.

Der Goldene Käfig der Kleinfamilie

Darunter verstehen wir die oftmals gewünschte Situation der Eltern, unabhängig und alleine – insbesondere ohne Einmischung beider Herkunftsfamilien – leben zu können. Mit der neuen Lebenssituation durchs selber Elternwerden kann das Paar in einen dramatischen Konflikt geraten zwischen seinem Autonomie- und Anlehnungswunsch. Die eigentlich benötigte Unterstützung wird von den Herkunftsfamilien nicht selbstverständlich angeboten. Warum?

Einerseits haben sich möglicherweise die Großeltern an die Abgrenzung des autonomen Paares schon gewöhnt. Es wohnt vielleicht auch ganz real weit weg und hat einen verbindlichen liebevollen Austausch gar nicht mehr gepflegt. Andererseits kann das junge Elternpaar nicht von sich aus um Hilfe bitten, weil es einen Rückfall in alte kindliche Abhängigkeit fürchtet. Wir nennen das daher einen »Goldenen Käfig«, weil die Eltern nun in dieser Situation gefangen sind.

Das vierte Trimenon

Kinder sind physiologische Frühgeborene. Die Reifung des Nervensystems ist noch lange nicht abgeschlossen, aber auch grundsätzlich ist die neurologische Wahrnehmung und Steuerung in den ersten drei Monaten noch unspezifisch. Daher können sich bei Säuglingen in diesem Alter motorische Unreifezeichen wie hypotoner Rumpf, ungenügende Kopfhaltung und ein ruckartiges Bewegungsmuster der Extremitäten zeigen. Auch rezeptiv können Säuglinge Signale wie Schmerz und Unwohlsein noch nicht spezifisch als solche wahrnehmen und reagieren in beiden Situationen mit Weinen.

Im Zusammenhang mit dem vermehrten Schreien im ersten Trimenon ist diese

Information deswegen wichtig, weil das Kind die Darmbewegungen, also Distentionen und propulsiven Muskelbewegungen wahrnimmt, aber nicht zwischen ungewohnter Bewegung und reellem Muskelkrampf unterscheiden kann. Die Bezeichnung »3-Monats-Koliken« suggeriert das Vorhandensein echter »Koliken«, was aber aus medizinischer Sicht nicht stimmt. Es handelt sich eben um diese störende Wahrnehmung der Darmbewegung, welche insbesondere bei zunehmender Gesamtbelastung und Ermüdung – also gegen Abend – mit Schreien beantwortet wird.

10-Minuten-Regel

Oftmals sind die Eltern unsicher, weshalb das Baby schreit, und haben dazu ihre eigenen Ideen. Vielleicht ist das Kind hungrig, es will schlafen, es braucht Gesellschaft oder es hat einfach Schmerzen. Die Unsicherheit führt dann zu einem raschen Wechsel der entsprechenden elterlichen Antwort, wie z. B. Stillen, Wickeln, Herumtragen oder Beruhigungsmaßnahmen. So werden Babys und Kleinkinder auf vielerlei Art beruhigt: Herumtragen, Fliegergriff, Tragetuch, Trage, Dondolo, Wippen, White noise, Föhn/Abluftgeräusch u. a. m. Dabei wechseln die Eltern rasch von einer zur anderen Methode, weil sie merken, dass ihr Kind schon nach kurzer Zeit wieder unruhig wird. Das führt zu einer eigentlichen Überstimulation des Kinds sowohl auf der kinetischen wie auf der auditiven Ebene. Ein Säugling oder Kleinkind kann noch gar nicht so rasch auf Veränderungen reagieren. Er braucht Zeit, um sich an die neue Maßnahme zu gewöhnen. Wir erklären das den Eltern und empfehlen, dass sie zunächst für sich selbst eine klare Beurteilung des Schreiens geben sollten. Dann sollten sie sich genügend Zeit nehmen, um entsprechend und mit nur einer Methode zu beruhigen. So kann sich das Kind auf die elterliche Antwort und die Beruhigungsmaßnahme einstellen und aus seiner Unruhe herausfinden. Wir empfehlen nach 5–10 Minuten – notabene eine sehr lange Zeit, wenn das Baby schreit – die Situation erneut zu evaluieren und allenfalls andere Maßnahmen einzuleiten.

Schreiuniversum

Gerade Kinder mit *digitalem Muster*, wie weiter unten bei den Metaphern erklärt, oder auch Kinder, welche in der Schwangerschaft Stress erlebt haben, zeigen schon bei kleiner Reizung eine rasche und anhaltende Reaktion mit Weinen, Schreien und sie sind auch über längere Zeit nicht beruhigbar. Sie befinden sich dann in einem angespannten Zustand, der meist nur entweder durch Erschöpfung oder mittels einer induzierten Überstimulation (also z. B. übermäßigem Saugen an Zuckerlösung o. ä.) gelöst werden kann. Die Situation gleicht der eines Hamsters im Rad, welcher nicht mehr selber rausfindet.

Wir erklären den Eltern, dass die Kinder aufgrund eines einfach ausgelösten Reizzustands in diese Überreizung kommen können. Das Schreien hält im Verlauf an, auch wenn der ursprünglich störende Reiz gar nicht mehr vorhanden ist (z. B. Refluxsymptome). Oft führt diese Überreizung zu einem habituellen und schließlich sogar konditionierten Verhalten. Das bedeutet, dass wir immer wieder Kinder sehen, welche auch ohne den ursprünglichen Reiz noch Monate später unruhig und angespannt bleiben. Durch die Anspannung selbst kann es aber auch zu einer Verschlechterung der Symptomatik kommen (z. B. wird mehr Luft angesaugt bei verstärktem Schreien, was wiederum zu mehr Refluxzeichen führt).

Metaphern

Das »digitale« Kind

Mit diesem Begriff beschreiben wir Säuglinge, die kaum Übergänge in ihren Verhaltenszuständen zeigen. Sie wechseln abrupt von einem ruhigen in einen angespannten Zustand und umgekehrt, schreien also »aus dem Nichts«, wachen schreiend auf oder sind plötzlich aus dem Schreien eingeschlafen. Es fehlt also der notwendige Übergang mit zunehmender Erschöpfung und Einschlafen oder auch langsamem Erwachen. Visualisiert sieht dies nach einer digitalen on-off Kurve aus anstelle einer an- und absteigenden sinusmäßigen Verhaltenskurve (s. Kap. 2.3.3).

Das Kraftwerk

Die Metapher benützt die uns bekannte elektrische Energie: Das System funktioniert, wenn genügend Energie erzeugt und maßvoll Energie benutzt wird. Wir benutzen dieses Bild regelmäßig, um besonders der Mutter zu zeigen, dass sie in der Situation nach der Geburt für sich selbst viel Energie braucht, aber auch viel weitergeben muss: Körperliche Energie, um überhaupt zu Stillen, und psychische Energie, um die große Veränderung in ihrer Identität durch die Mutterschaft zu verarbeiten und um mit dem Kind den neuen Kontakt außerhalb des Mutterleibes aufzubauen. Es ist sinnvoll zu wissen, dass Milchproduktion und Stillen gleichviel Energie benötigt wie um die Hirnfunktion aufrecht zu erhalten. Kein Wunder also, dass kaum Energie für Anderes übrigbleibt! Wenn also die Mutter nicht mehr genügend schläft, isst oder bereits von der Schwangerschaft oder Geburt ausgelaugt ist, kann es zu einem kritischen Energieverlust kommen, was zur Erschöpfung des ganzen Beziehungssystems führen kann. Ähnliches gilt für ein anstrengendes Kind, welches außerordentlich viel Energie aus dem System benötigt. Therapeutisch ist dann für alle klar, dass Ressourcen zur Energiegewinnung gesucht werden müssen.

Der Leuchtturm

Die Mutter (seltener auch der Vater) ist die primäre Bindungsperson für das Baby. Kann sie diese Funktion bei zunehmender Erschöpfung nicht mehr wahrnehmen, gleicht sie einem Leuchtturm, dessen Licht flackert und welcher für die Schiffe auf der hohen See nicht mehr gut leuchten kann. Das Baby braucht aber einen stabilen Leuchtturm, also eine sichere Bindungsperson, damit es sich auch »in stürmischen Zeiten und bei herausfordernden Wellengang« sicher führt und sich beruhigen kann. Mit dieser Metapher wollen wir den Eltern auf die Bedeutung der genügenden eigenen Ruhe und Sicherheit hinweisen und sie dann mit Maßnahmen unterstützen, damit der Leuchtturm wieder verlässlich leuchtet (s. a. Kap. 2, Grundlagen, S. 18).

Inselzeiten

An den Wänden unserer Behandlungsräume befinden sich Bilder mit Darstellungen von Inseln. Wir benutzen diese Metapher, um den Eltern – und insbesondere den Müttern – klarzumachen, dass sie Zeit und Orte finden müssen, um sich selbst wiederzufinden. Sie müssen die notwendige Energie tanken, die sie zur Versorgung ihres Kinds benötigen. Das sollte einige Male in der Woche, optimal jeden Tag möglich sein. Seltener ist dazu auch eine Auszeit nötig. In der dazu notwendigen Zeit müssen sie sich ganz auf ihre »Insel« zurückziehen können, was praktisch und emotional häufig nicht einfach ist. Wichtig ist, dass die »Inselzeiten« klar abgemacht werden – sowohl zwischen den Eltern (also geplante Entlastung) wie auch im weiteren Helfersystem. Ebenso muss mit den Eltern besprochen werden, ob und wie sie sich eine solche »Rückzugzeit« überhaupt vorstellen können und wie wir sie dabei unterstützen können.

Der Bumerang

Ein Bumerang kann perfekt fliegen, kommt aber häufig wieder an seinen Ursprungsort zurück und kann bei Unachtsamkeit zu Verletzungen des Werfers führen. Dasselbe gilt für die hormonell bedingte erhöhte postpartale Sensibilisierung von Eltern auf das Kind bezogen. Diese ist sinnvoll und notwendig, um Kind und Eltern aufeinander feinfühlig abzustimmen. Bei zu hoher Sensibilisierung wirkt sich diese aber negativ auf das System aus: die Eltern hören jeden »Mucks«, trauen sich kaum mehr sich zu bewegen, da jede Bewegung ein Erwachen, eine erneute Unruhe oder gar Schreien seitens des Kinds auslösen könnte. Andererseits spürt das Kind die hohe Anspannung im Raum, kann diese aber nicht einordnen. Es befürchtet, »etwas« stimme bei seinen Bezugspersonen nicht. So kommt es zu einem ungünstigen »Teufelskreislauf«, in welchem beide Seiten hypersensibel auf Reize reagieren. Das (An-)

Erkennen dieser Situation ist der erste Schritt, um eine entsprechende Anpassung des Verhaltens zu erreichen.

Therapeutische Maßnahmen, die wir unterstützen

Selbstberuhigungsmaßnahmen

Orale Stimulation ist die beste Selbstberuhigungsmaßnahme, somit fördern wir Beruhigung mit dem Schnuller. Dies sogar im Sinne einer Überstimulation mit einigen Tropfen Zuckerlösung (Glux 20 %) oder tropfenweise Flatulex®, welches sehr süß ist. Weiter gehören dazu Selbstbegrenzungsmaßnahmen wie Puken, Einwickeln, Tragetuch, Dondolo, Stillkissenlagerungen u. a. m. Auch auditive Maßnahmen wie Lullabys, Geräuschkulissen mittels Apps, Abzug, Föhn und repetitiven durchaus lautem Beruhigungsgeräusch (»Schschsch«) werden empfohlen, wie von Harvey Karp (Karp, 2013) beschrieben. Wir neigen eher zur Empfehlung selbst durchgeführter Beruhigungsmaßnahmen, da besser auf die aktuelle Belastungssituation des Kinds eingegangen werden kann als technisch geführte Beruhigung über Apps.

Regulationsbezogene Therapien

Dazu gehören manuelle Therapien wie Osteopathie, Kraniosakraltherapie und Shonishin®-Therapie, mit welchen je nach Störung eine Besserung erreicht werden kann. Auch eine strukturierte Schlafberatung oder EEH (Emotionale Erste Hilfe®) kann je nach Situation hilfreich sein. Mit Homöopathie haben wir zu wenig Erfahrung, um eine abschließende Beurteilung abzugeben.

Medikamentöse und ernährungsbezogene Maßnahmen

Hierzu gehören die Therapie für Reflux (Omeprazol (Nexium®)), gelegentlich Schmerzmittel wie Paracetamol. Bei ausgedehnter Aerophagie geben wir auch Dimeticone (Flatulex®) und bei Verdauungsthemen Probiotika (z. B. Bigaia®-Trpf). Gripe water® ist vor allem in angelsächsischen Ländern weit verbreitet. Da einige Zubereitungen auch Fenchel enthalten, werden sie heute ebenso wie Fencheltee von den Standesorganisationen nicht empfohlen. Eine Ernährungsanpassung bei stillenden Müttern ist sinnvoll, sofern sie z. B. blähende Gemüse essen. Antirefluxmilch oder auch selbst durchgeführtes Eindicken der Milch ist auch bei Stillen bei Refluxkrankheit sinnvoll. Eine kuhmilchfreie Ernährung kann hilfreich sein, ist aber eine große Einschränkung und muss gut besprochen und überwacht werden. Bei Hinweisen für Kuhmilchallergie oder -unverträglichkeit beginnen wir bei nicht stillenden Müttern immer mit einem extensiv hydrolisierten Kuhmilchprodukt (z. B. Pregomin® Pepti

Syneo oder Althera®). Eine vollständige Aminosäurenernährung ist aber selten notwendig.

Medizinische Maßnahmen

Diese sind grundsätzlich in erster Linie anzuwenden, wenn die Regulationsstörung aufgrund einer medizinischen Ursache verursacht oder verstärkt wird. Dazu gehören alle Maßnahmen für Reflux, Schluck- oder Schlafstörungen, inklusive Logopädie, Physiotherapie und Stillberatung. Physiotherapie bzw. manuelle Therapie/chiropraktorische Intervention sind auch indiziert bei Hinweisen für KISS-Symptomatik. Die Physiotherapie kann insbesondere bei Einschränkung der Mutter-Kind-Interaktion sehr hilfreich sein, die Therapeutin muss aber über eine entsprechende Ausbildung verfügen.

Schlafberatung/Sleep consultant

Es gibt viele online-Angebote im deutschsprachigen wie auch im angelsächsischen Raum. Sie sind von unterschiedlicher Qualität und haben vor allem zwei große Vorteile: Gute Erreichbarkeit und keine Wege, da online zuhause bequem durchzuführen ist. Viele Angebote sind auf verhaltenstherapeutischen und regulationsorientierten Methoden basiert. Diese sind bei leichteren Störungen gut anwendbar. Tiefergehende Problematiken können aber nicht angegangen werden, da die Therapeuten meist nicht über eine entsprechende Ausbildung verfügen und jene eine längere Therapie benötigen. Da wir die Erfahrung gemacht haben, dass sich hinter ausgeprägten Regulationsstörungen häufig eine psychotherapeutisch relevante Ursache verbirgt, empfehlen wir immer eine Beratung durch eine entsprechend geschulte Fachstelle.

Therapeutische Maßnahmen, von denen wir abraten

Ferber-Methode

Die klassische Ferber-Methode behauptet, dass das Kind lernen kann, sich auch alleine selbst zu regulieren. Sie ist rein verhaltenstherapeutisch basiert und lässt das Kind mit seiner Unsicherheit allein. Zwar passen sich manche Kinder in solchen Programmen oberflächlich an, lernen aber, dass sie in Zeiten der Unsicherheit, Angst oder Not alleine auf sich gestellt bleiben werden. Aus Sicht der Bindungstheorie ist das falsch. Für den Aufbau eines Urvertrauens und der Entwicklung eines gesunden Selbstwertgefühls braucht es gerade in Zeiten der Not eine sichere Begleitung (»Intensive time«). Deshalb sehen wir es als unsere Aufgabe an, das Kind und seine

Eltern sorgfältig und mit dem Angebot von Holding/Containing im Aufbau eines sicheren Bindungssystems zu begleiten, selbst wenn dieser Weg viel Energie von allen Beteiligten erfordert.

Fencheltee

Obwohl wir die Anwendung von Fencheltee lange Zeit empfohlen haben, müssen wir aufgrund der 2024 angepassten Richtlinien der Neonatologie und der Gastroenterologie von dieser Teezubereitung im Kleinkindesalter von bis 1 Jahr abraten. Anstelle von Fencheltee kann aber (abgekochtes) Wasser oder verdünnter und leicht gezuckerter Kamillen-/Lindenblütentee gegeben werden.

Instantprodukte

Alle Instantprodukte enthalten einen hohen Zuckeranteil und sind zu vermeiden.

Teilhydrolysierte Milch

Diese sehr bekannte Milchlinie (HA®-Milchen) haben trotz extensiv durchgeführten Studien leider keinen Erfolg zur Allergieprävention gebracht. Bei einer etablierten Allergie oder Unverträglichkeit sind sie zu wenig effektiv.

Schlafanstoßende Medikamente

Wir benutzen keine schlafanstoßenden Medikamente wie Melatonin für Kleinkinder < 1 Jahr. Ebenso keine klassischen Schlafmittel aus der Benzodiazepin-Gruppe. In Situationen äußerst belastender und syndromal bedingter Schlafstörungen sind Sedativa nach Rücksprache mit einem Schlafzentrum zu erwägen.

4 Leitfaden für das Anamnesegespräch von Eltern eines Kindes mit »Frühkindlicher Regulationsstörung«

Die beiden Leitfäden für das Anamnesegespräch und für die Untersuchung und Therapie sollen als Erinnerungsstütze gerade für jüngere ärztliche KollegInnen dienen, welche Kinder mit Regulationsstörungen in der Sprechstunde sehen. Wir halten dabei bereits eingehend besprochene Abläufe im medizinischen Jargon stichwortartig fest.

Tab. 2: Leitfaden Anamnesegespräch »Jetziges Leiden«

Thema	Fragestellungen	Gedanken/Kommentare
Schreien	Was erleben Sie aktuell? Welches Problem möchten Sie lösen!?	Erzählen lassen in Eigensprache! Roter Faden da? (Kohärenz) Ängste/Sorgen formuliert? Was wird erzählt – was wird weggelassen! Wie wird emotional geschildert – Aggression/Verzweiflung WICHTIG: Sorgen der Eltern ernstnehmen! WWSZ (→ Anhang, Begriffe)
Symptom-fokussierte Anamnese I	Wann hat das Schreien angefangen? (Schon im Wochenbett? Erst nach Erreichen des korrigierten Termins?) Wie ist der Verlauf/Entwicklung des Schreiens gewesen? Wie viele Schreiphasen hat Ihr Kind über den Tag? Wie lange dauern diese in der Regel? Was machen Sie, wenn Ihr Kind schreit? Wieso denken Sie schreit Ihr Kind?	*Aktives Zuhören (d. h. denken an):* Mögliche reifungsbedingte Regulationsstörung des Kinds, primärer vs. sekundärer Reflux, KISS oder an eine Interaktionsthematik: Wie ging es diesen Eltern postpartal und im Verlauf?
Symptom-fokussierte Anamnese II	Welche Maßnahmen/Therapien haben Sie bereits ausprobiert? Waren diese erfolgreich? Wechsel der Ernährung (Stillen, Milche) Eigene: Herumtragen, Puken, Dondolo, Föhn, Stillen, Notspaziergang, Autofahrt – Dauer dieser Maßnahmen Familie/Freunde: Eltern, Paten, Nachbarn ... Professionel: Hebamme, Mübe, Stillberatung, 24-Stunden-Protokoll, Physio, Osteopathie, KST; Homöopathie, TCM, EEH, spirituelle Hilfe, Bücher, Internet ...	Wahrnehmen, welche Unterstützung ist da und wie reagiert das Umfeld aus der Sicht der Eltern Rasche Wechsel der Maßnahmen weisen auf große Verunsicherung hin ...
Regulations-fragen I	Gibt es beim Kind eine Fütterungs-/Schlafregulation? Wie ist das Einschlafritual? Wie stark ist die Mutter involviert? Seit wann?	s. a. 24-Stunden-Protokoll genau erfragen! Wo schläft das Kind genau ein: Arm, Mutter, Brust, Bett ...
Regulations-fragen II	Wie ist die Mutter reguliert: Essen, Duschen, WC, Schlafen?	Eine sehr wichtige Frage – es wird meistens übersehen, dass die Mutter selbst auch dysreguliert lebt!

Thema	Fragestellungen	Gedanken/Kommentare
Regulations-fragen III	Was sind die Hobbys der Eltern (Musikhören, Joggen, Sport, Shoppen, Lesen)? Wann sind die Eltern letztmals miteinander ausgegangen?	Häufig fehlt den Eltern Bewegungssport! Also: Selbstfürsorge der Eltern, Achten auf die Qualität der Paarbeziehung

Tab. 3: Leitfaden Anamnesegespräch: Fokussierte Anamnese

Thema	Fragestellungen	Gedanken/Kommentare
Fokussierte Anamnese I	Wir beginnen immer damit, wie es zur Schwangerschaft kam und wie diese verlief!	Merke: Ein Kind ist immer 9 Mt + postpartales Alter alt! Immer offene Frage benutzen »Wie verlief die Schwangerschaft?« Entstehen, Beginn und Verlauf der Schwangerschaft mag schon sehr belastend gewesen sein
Fokussierte Anamnese II	Kinderwunsch: Wer? Warum? Wie? Geplante oder überraschende Schwangerschaft? Vorgehende Aborte/Interruptiones Natürlich eingetretene versus induzierte Schwangerschaft Wie verlief die Schwangerschaft? (Untersuchungen, Blutungen, Hospitalisation, Ängste, Partnerschaft) – Belastende Erlebnisse: Job, Todesfälle, Unfälle, psychisches Befinden	Schwangerschaft ist eine vulnerable Phase für Reaktivierung sog. »abgeschlossener« psychiatrischer Symptome
Fokussierte Anamnese III	Schlaf in der Schwangerschaft: v. a. letztes Trimenon Verlauf der Geburt? Was war geplant und was ist passiert? Fokus auf allfällige sekundäre Sectio oder Notfall-Sectio), Überwachung des Kinds postpartal	Schlafmangel ist häufig und wird übersehen! Gut hinhören Auch eine kurze Trennung postpartal kann größere Auswirkungen haben
Fokussierte Anamnese IV	Postpartale Wahrnehmung des Kinds!	Fehlendes Glücksgefühl oder absente emotionale Berührung nach der Geburt ist verwirrend und schambesetzt Thema: Das imaginäre vs. reale Kind (Soulé)
Fokussierte Anamnese V	Wochenbett – war Kind bei Mutter? Trennung – wieso? Wie erlebt? (Neonatologie) Ernährung des Kinds im Wochenbett: Stillen? Frühe Hospitalisationen (Kind) – wieso?	Auf allfällige Schuldgefühle der Mutter achten

Tab. 4: Leitfaden Anamnesegespräch »Persönliche Anamnese«

Thema	Fragestellungen	Gedanken/Kommentare
Momentanes Befinden und Alltagsbewältigung	Wo stehen Sie mit Ihren Kräften Was beschäftigt/belastet Sie am meisten in dieser Situation? Wie beeinflusst das Schreien Ihres Kindes den Alltag Ihrer Familie? Wer ist am meisten davon betroffen? Sind Sie dadurch eingeschränkt?	Kräftebarometer nach VAS: 1 = »Wo ist der nächste Friedhof«..., 10 = »Bereit für die Weltreise«[7]
Familien-Anamnese I	Krankheiten in der Familie (Allergie, Asthma, Herz, Stoffwechsel, Neurologie, Tumoren, Psychiatrisch (Depressionen) Medikamente (Eltern) St. n. Aborten? Wie jung sind die Eltern? Wie lange sind Sie mit Ihrem Partner zusammen? Wer gehört zu Ihrer Familie?	Stammbaum zeichnen! Merke: Migräne ist ein Regulationsstörungäquivalent Fam. Beziehungen als Ressourcen/ Konfliktpotenzial Konstruktive Trauerarbeit möglich
Familien-Anamnese II	Welchen Beruf erlernt? Aktuelle Arbeit – vor/nach der Schwangerschaft, wieviel Prozent? Was/Wieviel arbeitet Ihr Partner?	work/life-Balance
Soziale Anamnese I	Geschwister: Alter? Wo und wie werden sie betreut? Wohnsituation: Zimmereinteilung der Wohnung, wer schläft wo und warum?	Wo schläft der Vater – freiwillig?
Soziale Anamnese II	Schreien und Nachbarschaft	Nachbarn als Belastung?
Entlastungsmöglichkeiten	Unterstützung von Familie oder Freunden? Wie sieht das soziale Netz aus? Weitere Ressourcen? Welche prof. Hilfsangebote bereits bekannt? Welche benutzt? (Mütterberatung, Kleinkinderberatung, Rotes Kreuz, Spitex, Entlastungsdienst ...)	Familie als Belastung oder/und Ressource Sicherer Zeit für Bindungsaufbau »Ein Kind braucht ein ganzes Dorf«

7 Beurteilung:
8–10 unrealistisch hoch
6–8 Normalbereich
3–6 Behandlung ambulant
1–2 Stationär erwägen, Intensive Therapie notwendig: Kinderschutz!
Abrupte Wechsel über den Tag sind immer belastend!

Thema	Fragestellungen	Gedanken/Kommentare
Werte, Kultur, Religion	Was gibt Ihnen die Kraft in der aktuellen Situation? Welche Rolle spielt für Sie Ihre Religion/Kultur? Wie ist Ihre Kultur sichtbar in Ihrem Alltag? Spirituelle Themen	Herkunft als Belastung oder/und Ressource

Tab. 5: Leitfaden Anamnesegespräch »System Anamnese«

Thema	Fragestellungen	Gedanken/Kommentare
System-Anamnese I	Aussehen: Ausschluss von Syndrom, Perzentilen Aktivität: waches, überwaches, lethargisches Kind Neurologie: Tonus, Schiefhals, Trinkverhalten, Überstrecken	Sandifer, KISS
System-Anamnese II	Ernährung: Was genau? (und was vorher?) Wann genau? (aufschreiben!) Weinen (evtl. Schwitzen) beim Trinken? Andere Trinkprobleme? Abstillen – wann? wie? Aufstoßen: wann, Farbe, Konsistenz, Husten, Schluckauf, aus der Nase? Erbrechen: Farbe, Häufigkeit, Gewichtszunahme Stuhlgang: Farbe, Konsistenz, Schmerzen Atmung: chron. Husten, rec. Infekte Haut: Ekzem, Milchschorf, Ausschläge	Stillen, HA, Bio, Confort, Sensitive, Lactosefrei, Kuhlmilchproteinfrei ... Kardiologie ... Sofort nach Stillen, nach 1–2 h ... GER vs. GERD Obstruktion, PS, Metabolik, Enzymstörung, AGS, etc. Hirschsprung, Aganglionosen Fistel, rec. Stiller Reflux, PID

Tab. 6: Leitfaden Anamnesegespräch »Planung«

Thema	Fragestellungen	Gedanken/Kommentare
Feen-Fragen	Wenn Sie 3 Wünsche haben: Welche 3 Veränderungen würden Ihre Lebenssituation erleichtern?	Eine gute Möglichkeit die Wünsche der Eltern zu erfassen!
Erwartungen	Welche Erwartung haben Sie an uns?	Was ist mein Auftrag?

5 Leitfaden für die Untersuchung und Therapie von Familien eines Kindes mit »Frühkindlicher Regulationsstörung«

Tab. 7: Leitfaden »Somatische Untersuchung«

Thema	Details	Gedanken/Kommentare
Generell I	Beobachten des Säuglings/Kinds bereits während des Gesprächs Ausziehen des Säuglings/Kinds durch die Eltern Zunächst nur Beobachtung Ich warte immer bis mich das Kind mit den Augen fixiert! Dazu halte ich es mit beiden Händen über den Schultern fixiert	Interaktion, Bindung Redet die Mutter mit dem Kind? Kündigt sie die Maßnahmen an? Zwiegespräch? Kontigenzerfahrung Ich kommentiere häufig, was ich erlebe, auch aus dem Erleben des Säuglings – dies ist bereits eine Intervention (Mentalisierung)
Generell II	Wie lange kann der Säugling mit den Augen fixieren? Spüren des Tonus!	Fixieren ist eine große Aufgabe – was sieht der Säugling Die körperliche Untersuchung ist für die Eltern äußerst wichtig und sollte daher kommentiert werden! »Es soll nichts vergessen gehen« – ich kommentiere daher auch, *warum* ich gerade etwas untersuche! Ohne sicheren somatischen Ausschluss ist keine erfolgreiche psychosomatische Betreuung möglich!
Herz, Lunge	Standarduntersuchung	Außer bei anamnestischen Auffälligkeiten! Kommentieren!
Abdomen	Standarduntersuchung: Inspektion, Palpation, Perkussion, Auskultation	Ausschluss von Hernien Oft längere Untersuchung, da Eltern überzeugt sind, dass das Kind »Koliken« hat! (s. a. »Information therapy«)
Integument	From top to toe Trockene Haut/Ekzem	Torniquet-Syndrom Pruritus
HEENT	Blockierte Nasenatmung	Klassiker – stiller Reflux
Neurologie	Tonus MER, PR selten Rotation Kopf im Sitzen Fontanelle	Plagio, Schiefhals, KISS Hirndruck ...
Regulationsberatung		
Wichtig ist, dass ich die Eltern nur berate! Kein »muss« oder »soll«, sondern häufig »kann«! Es gibt nicht den richtigen Plan für dysregulierte Kinder – sondern den für die Eltern richtigen Plan! Die Eltern sollen Informationen aufnehmen und dann sehen, was sie umsetzten wollen/können! Fokus auf Wahrnehmung, Umgang und Vorgehen in »Belastungssituationen«		

Thema	Details	Gedanken/Kommentare
Die Informationen dosiert geben Nicht mehr als 3 Informationen und 3 Umsetzungs-/Therapiemöglichkeiten Plan immer schriftlich abgegeben und innerhalb von 7 Tagen kontrollieren		

MER – Muskeleigenreflexe, PR – Primitivreflexe

Tab. 8: Leitfaden »Therapieansätze«

Thema	Details	Gedanken/Kommentare
Information therapy I	Postnatalphase als erwünscht sensible Phase für Eltern Übergänge – Wahrnehmen und Begleiten lernen Erschöpfte Eltern – erschöpfte Kinder	Aber: Bumerang Funktion, durch Hypersensibilisierung auf Zeichen des Kinds. »Ghosts in the nursery« Das »digitale« vs. »analoge« Kind Selbstregulation der Eltern – Schlafentzug als Foltermethode »Der Survivalmodus«
Information therapy II	Schlaf/Wachrhythmus beim Kinder erklären Warum das Kind immer wieder aufwacht Muss das Kind alleine schlafen Schlafdruck und Tag/Nachtrhythmus (n. Benz/Jenni)	Der Steinzeitmensch und der Schlaf: »Wo ich einschlafe, da will ich wieder aufwachsen« Schlaf in verschiedenen Kulturen« »Der Tag rettet die Nacht«
Information therapy III	Selbstberuhigungskompetenz des Säuglings Bauchkoliken – Schmerzempfinden bei Säuglingen Die Eltern müssen (!) eine Maßnahme wirklich wollen – das Kind merkt immer, wenn die Eltern sich nicht sicher sind (s. unten)	Unwohlsein und Schmerz Häufig – nur weil Großmutter, Arzt, Mütterberatung oder das Lehrbuch es so gesagt haben, aber die Mutter hat eine eigene Idee (Bsp. Abstillen, Einschlafen, Durchschlafen)
Energie	Ohne Kraft der Eltern geht gar nichts Sicherheit, Konstanz Der Engelskreis vs. der Teufelskreis (Papoušek)	Leuchtturm! Kraftwerk! Verunsicherte Eltern führen zur berechtigten Verunsicherung des Kinds Daher: 10 Minuten Regel! Daher: Immer mit dem Kind reden! (Selbstberuhigung der Eltern und des Kinds)

Thema	Details	Gedanken/Kommentare
Klassische Hilfsmittel I	24-Stunden-Protokoll	»Restaurantzeiten« anzeichnen. »Gute Zeiten« mit grüner Farbe! Immer den Tag zur gleichen Zeit beginnen Manchmal für Mutter und Kind parallel ausfüllen lassen (blaue/weiße Spalte)
Klassische Hilfsmittel II	Selbstbegrenzungsmaßnahmen	Puken – aber nicht dogmatisch. Kleines Stillkissen – »Nestli« (Nestchen mit Stillkissen gebaut)
Klassische Hilfsmittel III	Selbstberuhigungskompetenz Anti-Reflux-Maßnahmen Bauchkolik-Maßnahmen	Richtige Haltung (Schultern, Kopf, Gesäß, Arme nicht flotierend) Schnuller, Nuschi/Kuscheltuch, Licht, »abwarten« Hochlagern, Eindicken, Nexium, Bagaia, Bauchmassage (instruieren) – nicht nur oberflächlich! Medis: evtl. Dafalgan oder Mefenacid f. 5 Tage
Klassische Hilfsmittel IV	Rotationseinschränkung HWS Dystonie Xerosis, Ekzem	Shonishin, Osteopath Manuelle Therapie, KST, Osteopathie, Physiotherapie, selten Helmtherapie, Rückfettende Bäder, Cremen, Antihistaminika (immer)
Klassische Hilfsmittel V	Einschlafberatung je nach Alter! 1–2 Mt. – kein fixer Rhythmus nötig, aber möglich 3–6 Mt. – Tagesschlaf, Schlafsumme 7–12 Mt. – Einschlafritual, selber einschlafen, Selbstberuhigungskompetenz	Ein Säugling kann <u>nicht</u> verwöhnt werden! Aber es gibt viele – auch elterliche Gründe, dass Einschlafen und Durchschlafen nicht geht (→ Psychologie) Eltern beim Kind, kontrolliertes Selbsteinschlafen, geht nur bei KI >5, Mutter außerhalb vom Haus Wichtig: Eltern müssen beide wollen!

Tab. 9: Leitfaden »Psychotherapeutische Themen«

Thema	Details	Gedanken/Kommentare
Spezifische aktuelle Belastung I	Traumatische SS, traumatische Geburt?	Frühere Verluste, Schwierigkeiten schwanger zu werden (z. B. IVF), sekundäre Sectio Die Tatsache, dass Eltern darüber sprechen können, führt häufig zu einer Beruhigung, braucht aber Raum und Zeit

Thema	Details	Gedanken/Kommentare
Spezifische aktuelle Belastung II	Ambivalenzen betreffend Elternrolle und Kind	Nicht zu früh ansprechen, erst wenn Eltern somatisch beruhigt sind, häufig sehr schambesetzt
Spezifische aktuelle Belastung III	»ghost in the nursery«	Lebensgeschichtliche Geister aus der Vergangenheit wirken auf die Beziehung mit dem Säugling. Sehr wichtiger Punkt! In der Regel ebenfalls erst thematisieren, wenn Kindseltern somatisch etwas beruhigt sind Allenfalls Überweisung an spezialisierte Ärzte (Frage nach Medikament) Einrichtungen Eltern zeigen bisweilen ein akut depressives Zustandsbild. Nach wenigen Nächten durchschlafen zeigt sich ein deutlich höheres psychosoziales Funktionsniveau und viele Symptome sind verschwunden
Spezifische aktuelle Belastung IV	Bewältigung der neuen Rollenanforderung	Frau – Mutter – Partnerin, Mann – Vater – Partner, von der Dyade zur Triade, kulturelle Differenzen
Spezifische aktuelle Belastung V	Gesellschaftliche und persönliche Wunschbilder, perfektionistische Vorstellungen	Klischierte gesellschaftliche Bilder (»wir sind überglücklich«) Imaginäres versus reales Kind
Spezifische aktuelle Belastung VI	Paarkonflikte Konflikte mit den Herkunftsfamilien	Können aktuelle Situation mit dem Säugling häufig sehr mächtig beeinflussen!
Spezifische aktuelle Belastung VII	Ökonomische Probleme Alleinerziehender Elternteil	Allenfalls Sozialdienst einschalten
Überdauernde spezifische Belastung I	Familiäre, Paarkonflikte Psychische Störungen Traumata	Dran denken, Interventionen sorgfältig abwägen, nichts überstürzen
Überdauernde spezifische Belastung II	Lebensthemen »Glaubenssätze«	»Ich habe sowieso immer Pech ...« Sorgfältig schauen, ob Eltern bereit sind für eine Psychotherapie. Für Bearbeitung größerer Traumata braucht es einen vertrauensvollen, sicheren Rahmen!

Thema	Details	Gedanken/Kommentare
Grund-haltung I	Raum geben ernst nehmen Akzeptanz, Holding, Selbst-wirksamkeit unterstützen, Hoffnung vermitteln Bewältigungsstrategien (re-)aktivieren.	Eltern sind häufig voller Schuld-gefühle und Scham, dass ihnen Elternsein nicht so gelingt, wie sie es sich wünschen. Vor Hilflosigkeit und Erschöpfung sehen sie häufig ihre Ressourcen nicht mehr »Richtigen« Zeitpunkt abwarten für Ansprechen psychologischer Einfluss-faktoren. Nicht zu früh, falls Eltern noch bei der Somatik sind. Wenn Eltern somatisch beruhig sind, sind sie eher bereit für andere Erkältungs-ansätze.
Grund-haltung II	Ziel: Zunächst einmal das »Über-leben« der Familie für die nächste Zeit sichern, in der Regel erst dann wichtige zugrunde liegende psychische Einflussfaktoren angehen.	Manche Eltern sind hingegen von Beginn an sehr offen und bereit, psychosoziale Einflussfaktoren zu besprechen und zu verstehen und profitieren rasch davon (Auftrag ...)
Akuthilfe I	Ressourcen (eigene, Paar, Familie, soziales Umfeld) aktivieren	Was hat den Eltern in Vergangenheit geholfen bei Krisen? Wie können sie sich beruhigen, Kraft tanken (z. B. Sport, Kino ...) Scham überwinden, sich trauen, Hilfe anzunehmen
Akuthilfe II	Persönliche Freiräume schaffen	Ein Elternteil schaut zum Kind, der andere darf die Zeit für sich nutzen
Akuthilfe III	Bei Bedarf institutionalisierte Hilfe annehmen	Entlastungshospitalisation, Entlassungsdienst SRK, Spitex ... (Adressen schriftlich abgegeben)
Akuthilfe IV	Eltern sollen sich Sorge tragen	Regelmäßig essen, bei Bedarf geeignete therapeutische Hilfe vermitteln (Physiotherapie bei Rückenschmerzen ...)
Akuthilfe V	Psychoedukation im Sine von Normalisierung	Nicht allein sein mit dem Problem; viele andere haben das gleiche Problem
Akuthilfe VI	Entspannungstechniken vermitteln, allenfalls auch einüben	z. B. progressive Muskelrelaxation nach Jacobson

Literatur

Abelin, E. (1986). Die Theorie der frühkindlichen Triangulation. Von der Psychologie zur Psychoanalyse. In: Stork, J. (Hrsg.)(1986) Das Vaterbild in Kontinuität und Wandlung. Stuttgart. problemata frommann-holzboog.

Ainsworth, M.S., Blehar, M.C, Waters, E., Wall, S. (1978) Patterns of attachment: A psychological study of the strange situation. Oxford. Lawrence Erlbaum.

Antonovsky, A. (1997). Salutogenese. Zur Entmystifizierung der Gesundheit. Dgvt-Verlag. Deutsche Gesellschaft für Verhaltenstherapie.

Barr, R. G. (1990). The normal crying curve. Developmental Medicine and Child Neurology, 32, 356–362.

Barr, R. G. (1996). Crying Patterns in preterm infants, Developmental Medicine and Child Neurology, 38, 345–355.

Benz, M. & Scholtes, K. (2015). Von der normalen Entwicklung zur Entwicklungskrise und zur Regulationsstörung. In: Cierpka, M. (Hrsg.) Regulationsstörungen. Beratung und Psychotherapie für Eltern mit kleinen Kindern. Heidelberg. Springer-Verlag, S. 4 ff.

Bishop, W. (2011). Gastro-Esophagealer Reflux. In: Nelson Essentials of Pediatrics, 6th Edition, S. 477-8, Saunders-Elsevier.

Bowlby, J. (1969). Attachment. New York: Basic books.

Brazelton, T. B. & Cramer, B. G. (1990). The earliest relationship: Parents, infants, and the drama of early attachment. Addison Wesley Longman. Deutsch: Die frühe Bindung. Die erste Beziehung zwischen dem Baby und seinen Eltern. Stuttgart. Klett-Cotta, 1991.

Brines, J. & Billeaud, C. (2021). Breast-Feeding from an Evolutionary Perspective. Published online 2021 Oct 28. doi: 10.3390/healthcare9111458PMCID: PMC8623900 PMID: 34828507

Brisch, K. H. (2010). SAFE – Sichere Ausbildung für Eltern. Sichere Bindung zwischen Eltern und Kind. Stuttgart. Klett-Cotta. (12., erw. und überarb. Auflage 2024).

Brisch, K. H. (Hrsg.)(2013). Schwangerschaft und Geburt. Bindungspsychotherapie – Bindungsbasierte Beratung und Psychotherapie. Stuttgart. Klett-Cotta.

Brisch, K. H. (2014). Säuglings- und Kleinkindalter. Bindungspsychotherapie – Bindungsbasierte Beratung und Psychotherapie. Stuttgart. Klett-Cotta.

Charim, I. (2022). Die Qualen des Narzissmus. Über freiwillige Unterwerfung. Wien. Paul Zsolnay Verlag.

Cierpka, M. (Hrsg.)(2015). Regulationsstörungen. Beratung und Psychotherapie für Eltern mit kleinen Kindern. Heidelberg. Springer Verlag.

Dornes, M. (1993). Der kompetente Säugling. Die präverbale Entwicklung des Menschen. Frankfurt/M. S. Fischer Verlag.

Ecarius, J. (2021). »Familie im Wandel«. In: *»Fritz und Fränzi«*. Das Schweizer Elternmagazin vom 4. 10. 2021.

Feuerstein, R. (Hrsg.)(2006). Don't accept me as I am: Helping the low functioning person excel. Jerusalem. ICELP publications

Feuerstein, R., Rand, Y., Hoffman, M., Miller, R. (1980). Instrumental enrichment. Baltimore. University Park Press.

Fitzgerald, M. (1999). Developmental neurobiology of pain. In: Wall, PD., Melzack, R. (Hrsg.) Textbook of Pain, 1, Edinburgh, London. Churchill Livingstone. S. 235–251.

Fürstenau, P. (2017). Psychoanalytisch verstehen, Systemisch denken, Suggestiv intervenieren (Leben Lernen 144). 4. Auflage. Stuttgart. Klett-Cotta.

Garstick, E. (2013). Junge Väter in seelischen Krisen. Stuttgart. Klett-Cotta.

Garstick, E. (2015). Der Verlust der Bindung zum eigenen Körper in der Anorexie. In: Karl Heinz Brisch (Hrsg.) Bindung und Psychosomatik. Stuttgart. Klett-Cotta. S. 171–197.

Garstick, E. (2019). Väter in der psychodynamischen Psychotherapie mit Kindern und Jugendlichen. Die Triangulierung und das väterliche Prinzip. Stuttgart. Kohlhammer.

Grieser, J. (2015). Triangulierung. Gießen. Psychosozial.

Grieser, J. (2021). Der phantasierte Vater. Zur Entstehung und Funktion des Vaterbildes beim Sohn. Brandes & Apsel. Frankfurt/M. Erweiterte Neuauflage.

Heinen, G. & Schmid-Schönbein, C. (2002). Epileptische Anfälle selbst kontrollieren. Epilepsiezentrum Berlin-Brandenburg. Neurol Rehabil 2002; 8(4): S. 187–194.

Henziger, U. (2020). Stillen – Kulturgeschichtliche Überlegungen zur frühen Eltern-Kind-Beziehung. Gießen. Psychosozial.

Heuves, W. (2010). Pubertät. Frankfurt/M. Brandes & Apsel.

Israel, A. (Hrsg.)(2007). Der Säugling und seine Eltern. Frankfurt/M. Brandes & Apsel.

Jenni, O. (2021) Die kindliche Entwicklung verstehen: Praxiswissen über Phasen und Störungen. Heidelberg. Springer.

Karp, H. (2013). Das glücklichste Baby der Welt. München. Goldmann.

King, V. (2023). Ewiger Aufbruch – unbegrenzte Verfügbarkeit. Zeitgenössische Illusionen im Umgang mit Vergänglichkeit und Generationenspannung. In: Teising, M. & Burchartz, A. (Hrsg.) Die Illusion grenzenloser Verfügbarkeit. Über die Bedeutung von Grenzen für Psyche und Gesellschaft. Gießen. Psychosozial-Verlag.

Klitzing, K. von (2022). Vernachlässigung. Stuttgart. Klett-Cotta.

Laewen, H.-J., Andres, B., Hédervàri, E. (2009). Die ersten Tage – ein Modell zur Eingewöhnung in Krippe und Tagespflegestelle. Berlin. Cornelsen.

Langewitz, W. (Hrsg.) (2003). Kommunikation im medizinischen Alltag. SAMW. Bern. online downloadbar unter www.samw.ch/de/Publikationen/Leitfaden-fuer-die-Praxis.html

Largo, R. (2017). Babyjahre: Entwicklung und Erziehung in den ersten vier Jahren. Erziehungsratgeber für Kleinkinder. Vollständig überarbeitete Ausgabe. München. Piper.

Largo, R. & Benz-Castellano, C. (2004). Die ganz normalen Krisen – Fit und Misfit im Kleinkindesalter. In: Papoušek, M.; Schieche, M. & Wurmser, H. (Hrsg.) Regulationsstörungen der frühen Kindheit. Frühe Risiken und Hilfen im Entwicklungskontext der Eltern-Kind-Beziehungen. Bern. Huber. S. 17–30.

Largo, R., Benz-Castellano, C. (2015) Fit und Misfit im Kindesalter, in Papoušek M. (Hrsg.) Regulationssstörungen der frühen Kindheit, 3. Nachdruck. Bern, Hans Huber, S. 17 ff.

Lasley, M, Hetherington, K. (2011). Adverse Reactions to foods. In: Nelson Essentials of Pediatrics, 6th Edition. Saunders-Elsevier, S. 477-8.

Lausch, E. (1973). »Wo das Lächeln erstirbt«. In »Die Zeit«, Nr. 45/1973.

Lebersorger, K. (2022). *»Bin ich ein Klon-Kind?«*. Frankfurt a.M. Brandes & Apsel.

Mentzos, S. (1988). Interpersonelle und institutionalisierte Abwehr. Berlin/Frankfurt. Suhrkamp taschenbuch verlag.
Mitscherlich, A. (1973). Auf dem Weg zur vaterlosen Gesellschaft. Ideen zur Sozialpsychologie. Piper. München.
Morgenroth, C. (2009). »… Und ich war der Fehler« – Über den Zusammenhang von Simultaneität, Entgrenzung und Sucht. In: King, V./Gerisch, B. (Hrsg.) Zeitgewinn und Selbstverlust. Frankfurt. Campus.
Ornstein, A. & Rass, E. (2014). Kindzentrierte psychodynamische Familientherapie. Psychosozial-Verlag. Gießen.
Papoušek M., Schieche M., Wurmser H. (Hrsg) (2015) Regulationsstörungen der frühen Kindheit. Bern, Hans Huber.
Papoušek, M. (2015a). Spielunlust in früher Kindheit: Regulationsprobleme von Aufmerksamkeit und Spiel. In: Cierpka, M. (Hrsg.). Regulationsstörungen. Heidelberg. Springer Verlag. S. 137–153.
Papoušek, M. (2015b). Ein neues diagnostisches Konzept. In: Papoušek, M. (Hrsg.) Regulationsstörungen der frühen Kindheit. Bern, Hans Huber, S. 77 ff.
Pedrina, F. (2020). Babys und Kleinkinder in Not. Frankfurt/M. Brandes & Apsel.
Piaget, J. & Inhelder, B. (1993). Die Psychologie des Kindes. München. dtv.
Plassmann, R. (2019). Psychotherapie der Emotionen. Gießen. Psychosozial.
Prechtl, H.F.R. (1974). Behaviour states of newborn-infant Brain. Rs 76(2): 185–212.
Prechtl, H.F.R. & Nolte, R. (1984). Motor behaviour of preterm infants. In: Prechtl, H.F.R. (Hrsg.) Continuity of neural functions from prenatal to postnatal life. Oxford: Blackwell (Clinics in developmental medicine, No 94, S. 79–92).
Rass, E. (Hrsg.) (2012). Allan Schore: Schaltstellen der Entwicklung. Eine Einführung in die Theorie der Affektregulation mit seinen zentralen Texten. Stuttgart. Klett-Cotta.
Rass, E. (2014). Kindzentrierte psychodynamische Familientherapie. Gießen. Psychosozial-Verlag.
Resch, F. (2004). Entwickungspsychopathologie der frühen Kindheit im interdisziplinären Spannungsfeld. In: Papoušek, M. (Hrsg.) Regulationsstörungen der frühen Kindheit. Bern: Hans Huber.
Sadler, T. (2003). Medizinische Embryologie, 10. korr. Auflage. Stuttgart. Thieme.
Sandkühler, J. (2000). Neurobiologie der Nozizeption. In: Esch, J., Martin, E., Beck, H., Motsch, J. (Hrsg.) Anästhesiologie, Intensivmedizin, Notfallmedizin, Schmerztherapie, Bd. 4, Stuttgart, New York. Thieme. S. 42–59.
Sandkühler, J. & Benrath, J. (2009). Das nozizeptive System von Früh- und Neugeborenen. In: Zernikow, B. (Hrsg.) Schmerztherapie bei Kindern, Jugendlichen und jungen Erwachsenen. Heidelberg. Springer.
Scheerer, K. (2007). *»Angriff auf die Schutzzone«*. Artikel in der »taz« vom 26. 11. 2007.
Schiffer, E. (2001). Wie Gesundheit entsteht. Weinheim. BELTZ Taschenbuch.
Schubert, Ch. & Exenberger, S. (2018). Einfluss von frühen psychischen Belastungen auf die Entwicklung von Entzündungskrankheiten. In: Schubert, Ch. (Hrsg.) Psychoneuroimmunologie und Psychotherapie, Stuttgart. Schattauer.
Schülein, J.A. (2002). Die Geburt der Eltern. Gießen. Psychosozial-Verlag.
Soulé, M. (1990). Das Kind im Kopf – Das Imaginäre Kind. In: J. Stork (Hrsg.). Neue Wege im Verständnis der allerfrühestens Entwicklung des Kindes. Stuttgart. frommann-holzboog.
Stern, D. (1992). Die Lebenserfahrung des Säuglings. Stuttgart. Klett-Cotta. (12. Aufl. 2020).
Stern, D. (1995a). Die Mutterschaftskonstellation. Stuttgart. Klett-Cotta. (3. Aufl. 2020).

Stern, D. (1995b). Tagebuch eines Babys: Was ein Kind sieht, spürt, fühlt und denkt. München. Piper. 25. Auflage 2016.
Stork, J. (Hrsg.)(1986). Das Vaterbild in Kontinuität und Wandlung. Stuttgart. problemata frommann-holzboog.
Stork, J. (Hrsg.)(1990). Neue Wege im Verständnis der allerfrühesten Entwicklung des Kindes. Stuttgart. frommann-holzboog.
Strüber, N. (2022). Risiko Kindheit. Die Entwicklung des Gehirns verstehen und Resilienz fördern. 3. Aufl., Stuttgart. Klett-Cotta.
Sulz, S. (2023). Wie Kinderkrippen dem Kind und uns allen schaden und wie Väter das verhindern können. In: Psychotherapie 2023/28.Jg./Heft 1. Gießen. Psychosozial-Verlag. S. 109–115.
Trautmann-Voigt, S. & Moll, M. (2011). Bindung in Bewegung. Gießen. Psychosozial-Verlag.
Trevarthen, C. (2001). Intrinsic motives for companionship in understanding: Their origin, development and significance for infant mental health. In: International Journal of Infant Mental Health, 22(1–2), 95–131.
Wessel, M.A., Cobb, J.C., Jackson, E.B., Harris, G.S., Jr., Detwiler A.C. (1954) Paroxysmal fussing in infancy, sometimes called colic. Pediatrics 14:421-35.
Winnicott, D.W. (1953). Transitional objects and phenomena, International J of Psychoanalysis, S. 89–97.
Winnicott, D.W. (1964). The Child, the Family and the Outside World. London. Pelican Books.
Winnicott, D.W. (1969). Kind, Familie und Umwelt. München. Ernst Reinhardt Verlag.
Winnicott, D.W. (1976). Von der Kinderheilkunde zur Psychoanalyse. München. Kindler Verlag.
Zernikow, B. (2009). Schmerztherapie bei Kindern, Jugendlichen und jungen Erwachsenen, Heidelberg. Springer.

Die Autoren

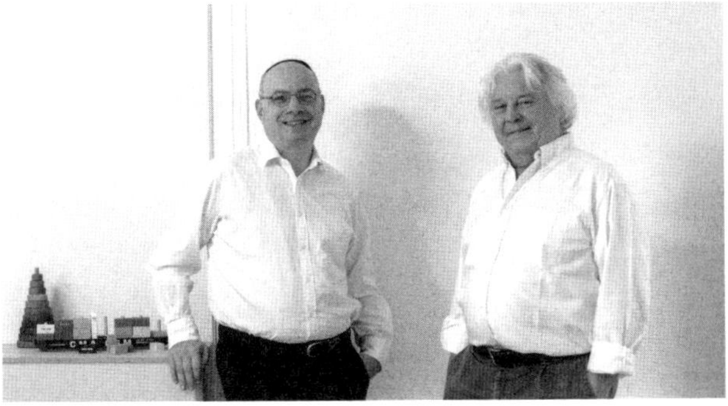

Egon Garstick, psychoanalytischer Psychotherapeut, baute die sog. Elternschaftstherapie und Väterberatung (Garstick 2013) in der Stiftung Mütterhilfe Zürich und im Verein Arche Zürich auf. Parallel dazu arbeitete er im Zürcher Stadtspital, wo es zu der im Buch beschriebenen transdisziplinären Zusammenarbeit mit Raffael Guggenheim und Pflegefachfrauen kam. Auch nach der Pensionierung in den Institutionen bietet er mit seinem Kollegen Guggenheim Weiterbildungen für ärztliche und psychotherapeutische Fachkräfte im Frühbereich an und eine gemeinsame Sprechstunde für erschöpfte Eltern und Babys.
Es ist ihm ein großes Anliegen, dass erschöpfte und dysregulierte Eltern-Kind-Beziehungen durch eine transdisziplinäre Zusammenarbeit zwischen Pädiatrie und Psychotherapie Hilfe erhalten.

Raffael Guggenheim ist klinischer Oberarzt an der Kinderklinik des Stadtspitals Zürich und Kinderarzt in eigener Praxis. Er hat seit 2012 zusammen mit Egon Garstick und einem engagierten Pflegeteam das Programm für Regulationsstörungen aufgebaut. Im Rahmen dieser Arbeit organisierte er auch die Zürcher Schreibabytagungen, in welchen das Thema der Regulationsstörungen aus unterschiedlicher Sicht beleuchtet und vertieft wurde. Er leitet bis heute das ambulante Schreibabyprogramm am Stadtspital Zürich. Er ist ferner in der Lehre im Rahmen diverser Weiterbildungen zu diesem Thema bei Kinderärzte Schweiz und in der GAIMH tätig. Seine Vision ist es, dass das transdisziplinäre Betreuungsmodell bei Kinderärzt:innen und Therapeut:innen im Frühbereich zu einem festen Bestandteil in der Beratung und Therapie von belasteten Familien mit Regulationsstörungen wird. In diesem Sinn entstand auch das aktuelle Buch auf der Basis der eigenen Erfahrungen und der gehaltenen Weiterbildungen.